应考掌中宝

中医基础理论速记

主　编　郭霞珍

副主编　刘晓燕　许筱颖　王　彤

U0346860

中国中医药出版社
·北京·

图书在版编目(CIP)数据

中医基础理论速记/郭霞珍主编.—北京:中国中医药出版社,2016.3(2024.1重印)
(应考掌中宝)
ISBN 978 - 7 - 5132 - 3085 - 8

Ⅰ.①中… Ⅱ.①郭 Ⅲ.①中医医学基础—中医药院校—教学参考资料 Ⅳ.①R22

中国版本图书馆 CIP 数据核字(2016)第 007615 号

中国中医药出版社出版
北京经济技术开发区科创十三街31号院二区8号楼
邮政编码 100176
传真 010 64405721
廊坊市佳艺印务有限公司印刷
各地新华书店经销

*

开本 889×1194 1/64 印张 3.875 字数 125 千字
2016 年 3 月第 1 版 2024 年 1 月第 3 次印刷
书号 ISBN 978 - 7 - 5132 - 3085 - 8

*

定价 12.00 元
网址 www.cptcm.com

如有印装质量问题请与本社出版部调换
版权专有 侵权必究
社长热线 010 64405510
购书热线 010 64065415 010 64065413
微信服务号 zgzyycbs
书店网址 csln.net/qksd/
官方微博 http://e.weibo.com/cptcm
淘宝天猫网址 http://zgzyycbs.tmall.com

前◦言

  为了帮助中医药院校考生学习、复习和应考,我们在全国中医药院校遴选了具有丰富的专业教学经验以及相关考试辅导和培训经验的一线教师,编写了本套"应考掌中宝"丛书。本丛书以全国中医药行业高等教育"十二五"规划教材及其教学大纲为基础,结合编者们在各自日常专业教学及各种相关考试辅导和培训中的经验,并参照研究生入学、临床执业医师资格等考试的要求编写而成。是对教材全部考点进行系统归纳的一套便携式学习、应考用书。本丛书的编写顺序与教材的章节顺序基本相同,可以为中医药院校本科生、专科生、中医药成人教育学生、中医执业医师资格考试人员及其他学习中医药的人员同步学习和复习提供帮助,使学习、应考者能快速掌握学习重点、复习要点和考试难点。

本丛书包括《中医基础理论速记》《中医诊断学速记》《中药学速记》《方剂学速记》《针灸穴位速记》《推拿学速记》《内经速记》《伤寒论速记》《金匮要略速记》《温病学速记》《正常人体解剖学速记》《生理学速记》和《生物化学速记》等 13 个分册。本丛书具有以下特点：① 内容简明直观,高频考点全覆盖；② 重要考点归纳到位,符合记忆和复习规律；③ 浓缩精华,其"短、平、快"的形式和"精、明、准"的内容结合完美。方便考生在短时间内把握考试精髓,抓住常考点和必考点,稳而准地拿到高分,顺利通过考试。

中国中医药出版社
2015 年 2 月

编写 ◎ 说明

　　中医基础理论是研究和阐释中医学的基础理论和基本知识的专业基础学科,也是探讨研究中医药学理论体系必修的奠基课程。

　　本课程主要包括阴阳五行、藏象、气血津液、经络、病因与发病、病机和防治原则等内容。

　　本书编写目的,旨在帮助学生在较短时间内,对全国中医药行业高等教育"十二五"规划教材《中医基础理论》(第九版)、中医药类精编教材《中医基础理论》(第二版)以及原五版《中医基础理论》的主要内容,按大纲的要求及时领会和理解,便于掌握和记忆。编写力求标题醒目、重点突出、文字精炼。编写体例篇、章、节与教材基本同步,内容与教材保持基本一致。

　　本书每节内容分【重点提示】【释难解疑】【字句记忆】【思考题】【问题解答】和【选择题举例】六部分。其中

【重点提示】以大纲为依据,以掌握的内容为主线,简明扼要地对学习重点进行归纳;【释难解疑】主要是对不易理解的难点、疑点等进行分析解难;【字句记忆】则是对教科书中或考试相关的中医名词名句进行了整理。此外,本书还列出了各章节的【思考题】以及典型问题和选择题的答题举例。

本书为"应考掌中宝"丛书之一分册,可供中医学专业本科、九年制本博连读、八年制本硕连读、中西医临床医学专业本科、针灸推拿学专业本科学生、研究生及专科学生、自学中医者学习《中医基础理论》时参考,对学习起到助学、助考、解难的作用。

由于我们学识有限,书中不足之处在所难免,希望广大读者提出宝贵意见,以便再版时修正。

郭霞珍

2016 年 1 月 1 日

目○录

第一章　绪　论

第三章 气、血、津液

第四章　经　络

第六章 病　机

第七章　防治原则

第一章 ⊙ 绪 论

【重点提示】

中医学和中医基础理论的概念：中医学是把人体以及人与自然界看作是一个不可分割的有机整体，并充分运用分析、综合、联系、类比的方法，从宏观的角度来研究人体动态的内在联系和内外环境的相互联系规律，从而阐明人体生命活动规律的一门具有完整理论体系的自然科学。中医基础理论，则是研究和阐明中医学的基本概念、基本知识、基本理论和基本规律的基础学科。

中医学理论体系的形成和发展，与历代医家医疗实践和医学著作的刊行是分不开的，初步形成的标志是《黄帝内经》的问世，之后《难经》《伤寒杂病论》和《神农本草经》一起，被认为是中医理论体系的奠基之作。

在《黄帝内经》《难经》《伤寒论》及《金匮要略》的基础上，历代医家从不同的角度丰富和发展了中医学的理论体系。晋代著名医家皇甫谧所著《针灸甲乙经》，是对经络学说首次进行分类研究的专著；王叔和的《脉经》，是对脉学理论进行整理的专著，总结和阐述了 24 种脉象及其主病。隋代医家巢元方所著《诸病源候论》，是中医学第一部证候病理学专著，书中详尽论述了各科病证的病因与症状。宋代医家钱乙著《小儿药证直诀》，则开创了脏腑证治的先河；陈言在《三因极一病证方论》中，则对中医的病因学提出了著名的"三因学说"，对致病原因进行了较为具体的概括。

金元时期对中医学发展颇有影响的有四大医学流派，代表医家是刘完素、张从正、李杲、朱丹溪。其中刘完素受运气学说的影响，强调"六气皆从火化"和"五志过极皆能生火"之说，因而对火热病机多有所阐发，用药偏于寒凉，成为寒凉派的代表；张从正主张"六气"致病，病由邪生，"邪去则正安"，因而倡导以汗、吐、下三法攻邪而祛病，成为攻邪派的代表；李杲则提出"内伤脾胃，百病由生"论点，认为疾病的发生，多与脾胃内伤有关，用药偏于温中补脾，成为补土派的代表；朱丹溪倡导"相火论"，谓"阳常有余，阴常不足"，主张滋阴降火，成为养阴派的代表。

【释难解疑】

1. 如何掌握中医学的基本特点？

中医学的基本特点可以概括为两个方面，即：整体观念和辨证论治。

（1）整体观念：所谓整体即是指事物的统一性和完整性。中医学非常重视人体本身的统一性和完整性及其与自然界的相互关系。

1）人体本身是一个有机整体，具体体现在生理、病理、诊断和治疗的各个方面：例如，在生理方面：五脏代表整个人体的 5 个系统，人体以五脏为中心，在心的统领下，各脏腑的生理活动协调平衡，完成机体的统一功能活动。在病理方面：中医学首先着眼于整体，着眼于局部病变对整体产生的影响。在诊断方面：内在脏腑的病变，可以从五官、形体、色脉等外在变化中表现出来，强调察其外以知其内。在治疗方面：通过整体调节，局部病变得以治愈。

2）人与自然界的统一性：人生活在自然界中，自然界对人体产生着明显的影响。人与天地相应，也具体体现在阐述人体的生理功能、解释病理变化、指导诊断和治疗等各个方面。例如，在生理方面，人体对自然界的变化具有适应能力。一年四季气候变化，对人体产生明显的影响，人体随之产生适应性的变化。夏季阳气发泄,表现为少尿多汗;冬季阳气收藏,表现为少汗多尿。同理,四时脉象也随着四季气候的变化而有相应的变化,如春夏脉多浮大,秋冬脉多沉小。随着昼夜晨昏的阴阳变化,人体有明显的适应性调节。如人体的阳气,白天趋于表,夜晚趋于里。另外,地区气候的差异,地理环境和生活习惯的不同,也影响着人体的生理活动。例如,江南多湿热,人体腠理多疏松;北方多寒燥,腠理多致密。在病理方面,不但气候的变化过于剧烈会引起疾病,而且发病情况也随着自然界气候的变化而变化。例如,同一疾病,昼夜晨昏轻重不同,一般规律是旦慧、昼安、夕加、夜甚。在不同季节,每一种疾病的轻重也不相同,如肝脏病,秋季加重,春季好转。在每一季节,还可发生时令病、流行病,如春季多风病,冬季多寒病,长夏善洞泄;此外,某些地方性疾病,更是与地理环境有密切关系。在诊断方面,不但要注意地方病、季节多发病,还应注意时令病、流行病等,在治疗方面,因人、因时、因地制宜是中医学重要的治疗原则。

3)人与社会环境的统一性:人不单是生物个体,而且是社会中的一员,具备社会属性。人体的生命活动,不仅受到自然环境变化的影响,而且受到社会环境变化的制约。政治、经济、文化、宗教、法律、婚姻、人际关系等社会因素,必然通过与人的信息交换影响着人体的各种生理、心理活动和病理变化,而人也在认识世界和改造世界的交流中,维持着生命活动的稳定、有序、平衡、协调,此即人与社会环境的统一性。

社会环境不同,造就了个人的身心功能与体质的差异。这是因为社会的变迁,会给人们的生活条件、生产方式、思想意识和精神状态带来相应的变化,从而影响人的身心功能的改变。一般说来,良好的社会环境,有力的社会支持,融洽的人际关系,可使人精神振奋,勇于进取,有利于身心健康;而不利的社会环境,可使人精神压抑,或紧张、恐惧,从而影响身心功能,危害身心健康。社会环境常有变更,人的社会地位、经济条件也随之而变。剧烈、骤然变化的社会环境,对人体脏腑经络的生理功能有较大的影响,从而损害人的身心健康。不利的社会环境,如家庭纠纷、邻里不和、亲人亡故、同事之间或上下级之间的关系紧张等,可破坏人体原有的生理和心理的协调和稳定,不仅易引发某些身心疾病,而且常使某些原发疾病如冠心病、高血压、糖尿病、肿瘤的病情加重或恶化,甚至死亡。由于社会环境的改变主要通过影响人体的精神情志而对人体的生命活动和病理变化产生影响,因而预防和治疗疾病时,必须充分考虑社会因素对人体身心功能的影响,尽量避免不利的社会因素对人的精神刺激,创造有利的社会环境,获得有力的社会支持,并通过精神调摄提高对社会环境的适应能力,以维持身心健康,预防疾病的发生,并促进疾病向好的方面转化。

(2) 辨证论治:辨证论治是中医学认识疾病、治疗疾病的基本原则,属于中医学的基本特点之一。所谓辨证,即根据四诊所收集的资料,运用中医理论进行分析、判断,得出某种性质的证。所谓论治,即根据辨证的结果,确定相应的治疗方法,并处方用药。中医学既辨病又辨证,但重点在辨证。辨证论治具体体现在:① 异病同治;即不同的疾病,在其发展过程中的某一阶段,由于出现了相同的病机,形成相同的证候,因而可以采用相同的方法治疗,即证同治同。例如,久痢脱肛、子宫脱垂、胃下垂等,虽然是不相同的疾病,但在同一阶段,均可表现为中气下陷证,都可采用相同的方法治疗。② 同病异治:指同一种疾病,由于发病的时间不同,地区不同,或患病机体的反应不同,或处于不同的发展阶段,因而所表现的证候不同。因此,治疗方法也不同,即证异治异。由此可知,中医治疗疾病,关键在于证的异同。这是辨证论治的精神实质。

2. "症""证""病"的基本概念及其关系

"症""证""病"是中医学临床常用的名词术语。三者概念不同,但又有内在联系。"症"是指症状,包括患者的主观感觉和医生检查所得之客观体征。"症"是疾病的现象，是内在脏腑病变表现于外的征象，例如，头痛、咳嗽、恶心、呕吐等。而"证"，即证候，是对疾病发展过程中某一阶段的病理概括，"证"揭示了疾病的本质。一种证候，包括了病变的部位，疾病的原因、性质，以及邪正双方力量的对比。中医学对"病"的认识，由于历史条件的限制，未完全统一。对于病名的确定有的以症状命名，如头痛、黄疸等；有的概括一组症状而命名，如将头痛、恶风寒、脉浮一组症状，称之为太阳病；有的根据病因而命名，如伤寒病等。一般说来，所谓"病"是指机体在一定的致病因素作用下，所发生的阴阳失调的病理变化总过程。一组症状能概括为某一种证候，而一种证候也包括若干症状。"病"既包括一组症状，又可包括几个不同的证候。某一种疾病处在个不同的发展阶段，不但表现症状不同，而且形成不同的证。中医学治疗疾病，既辨病又辨证，但首先着眼于证的分辨，然后才能正确施治。

【词句记忆】

1. 证同则治同，证异则治异。
2. 同病异治，异病同治。

【思考题】

1. 中医学和中医基础理论的概念如何？

2. 中医学理论体系是如何形成和发展的？

3. 金元四大家各有何学术特点？其在中医学理论体系的发展中起何作用？

4. 中医学的基本特点是什么？为什么说人体是一个统一的有机整体？

5. 试举例说明人体与自然界的统一整体关系。

6. 何谓整体观念？其临床意义如何？

7. 何谓辨证论治？试举例说明"病治异同"的精神实质。

【问题解答】

1. 中医学的基本特点是什么？为什么说人体是一个统一的有机整体？

答：中医学的基本特点可以概括为两个方面，即整体观念和辨证论治。

人体本身是一个有机整体，五脏代表人体的五大功能活动系统。① 在生理方面：人体以五脏为中心，在心的统领下，各脏腑的生理活动协调平衡，完成机体的统一的功能活动。② 在病理方面：脏腑病变既可以相互传变，又可反映于体表，局部病理变化与整体病理反应密切相关。③ 在诊断方面：通过五官、形体、色脉等外在表现，了解和判断内在脏腑的病变，从而作出正确的诊断。例如，察舌诊脉可以推论内在脏腑的病变。④ 在治疗方面：重在调整整体，使阴阳重新恢复协调平衡，脏腑气血运行畅达，促使局部病变痊愈。

2. 试举例说明人体与自然界的统一整体关系。

答：在生理方面，人体随一年四季气候变化，产生适应性的变化。如夏季阳气发泄，表现为少尿多汗；冬季阳气收藏，表现为少汗多尿。同理，四时脉象也随着四季气候的变化而有相应的变化，如春夏脉多浮大，秋冬脉多沉小。昼夜晨昏阴阳变化，对人体的影响也很明显。如人体的阳气，白天趋于表，夜晚趋于里。另外，地区气候的差异，地理环境和生活习惯的不同，也影响着人体的生理活动。例如，江南多湿热，人体腠理多疏松；北方多寒燥，腠理多致密。

在病理方面，不但气候的变化过于剧烈会引起疾病，而且发病情况也随着自然界气候的变化而变化。例如，同一疾病，昼夜晨昏轻重不同，一般有旦慧、昼安、夕加、夜甚的规律。在不同季节，不仅影响疾病的轻重，而且还可发生时令病、流行病，如春季多风病，冬季多寒病，长夏善洞泄，秋季多咳嗽；此外，某些地方性疾病，更是与地理环境有密切关系。

3. 何谓辨证论治？试举例说明"病治异同"的精神实质。

答：辨证论治是中医学认识疾病、治疗疾病的基本原则，属于中医学的基本特点之一。所谓辨证，即根据四诊所收集的资料，运用中医理论进行分析、判断，得出某种性质的证。所谓论治，即根据辨证的结果，确定相应的治疗方法，并处方用药。

中医学既辨病又辨证，但重点在辨证。辨证论治具体体现在：① 异病同治；即不同的疾病，在其发展过程中的某一阶段，由于出现了相同的病机，形成相同的证候，因而可以采用相同的方法治疗，即证同治同。例如，久痢脱肛、子宫脱垂、胃下垂等，虽然是不相同的疾病，但在同一阶段，均可表现为中气下陷证，都可采用相同的方法治疗。② 同病异治：指同一种疾病，由于发病的时间不同，地区不同，或患病机体的反应不同，或处于不同的发展阶段，因而所表现的证候不同。因此，治疗方法也不同，即证异治异。由此可知，中医治疗疾病，关键在于证的异同。这是辨证论治的精神实质。

【选择题举例】

1. 最早提出病因学中"三因学说"的医家是：

A. 张仲景　　　B. 巢元方　　　C. 秦越人

D. 陈无择　　　E. 孙思邈

【答案】D

【答题要点分析】陈言在《三因极一病证方论》中提出病因学中的"三因学说"。

2. 金元四大家中的"养阴派"医家是：

A. 刘完素　　　B. 张从正　　　C. 李杲

D. 朱震亨　　　E. 张介宾

【答案】D

【答题要点分析】朱震亨根据"阴常不足，阳常有余"的理论，主张"滋阴降火"，故被后世医家称为"养阴派"。

3. 最早提出温热病"卫气营血"辨证论治理论体系的医家是：

A. 叶天士　　　B. 吴鞠通　　　C. 薛生白

D. 王孟英　　　E. 吴又可

【答案】A

【答题要点分析】叶天士为温病学说创始人之一，最早提出了温病卫、气、营、血辨证理论。

4. 中医学中"证"的概念是：

A. 疾病过程的症状

B. 疾病总过程的病理概括

C. 疾病过程中的症状和体征

D. 疾病过程中的体征

E. 疾病某一阶段的病理概括

【答案】E

【答题要点分析】"证"是机体在疾病发展过程中某一阶段的病理概括,"病"一般指疾病总过程的病理概括。

第一节　阴阳学说

【重点提示】

阴阳,是我国古代唯物主义哲学的重要范畴,具有对立统一的辩证观点,即阴阳矛盾观。

阴阳是一对矛盾范畴,它具有特殊性,即是当用阴阳范畴来概括事物或现象的对立关系时,其事物或现象必须具有相关性,而且对立双方之阴阳属性还具有特殊规定性。阴阳具有普遍性,可以归纳众多事物的性质或现象。但是,事物的阴阳属性并非固定不变的,而是具有相对性和无限可分性。

阴阳学说,即是通过分析相关事物的阴阳相对属性及某一事物内部阴阳矛盾双方的相互关系,从而认识和把握自然界和人体错综复杂的运动变化的本质原因,及其活动规律的一种认识分析问题的方法体系。

阴阳学说的基本内容包括对立制约、互根互用、消长平衡及相互转化四方面。对立制约、互根互用是讲阴阳的对立统一关系。消长平衡、相互转化是讲阴阳运动的量变和质变过程。阴阳学说认为,正是由于阴阳两方的矛盾对立和统一,以及量变、质变运动,才推动着事物的不断变化和发展。

阴阳学说作为一种认识分析问题的方法体系,贯穿于古代的自然、社会多个科学领域。阴阳学说也深深地影响着中医药学对人体组织结构、生理功能、病理变化,以及诊断治疗等各方面的认识,至今仍是中医药学理论体系的方法学基础,是我们学习和领会的重点。

【释难解疑】
1. 阴阳对立、互根、消长、转化之间的逻辑关系。
阴阳学说认为,一切事物的发生、发展和变化,都是事物内部阴阳两个方面相互斗争、运动变化的结果,而且主要体现在阴阳之间的对立制约、互根互用、消长平衡和相互转化等方面。逻辑关系一是说,一切事物的发生、发展和变化以及事物的内部都存在属性相反的阴阳两个方面。二是阴阳对立的双方,必须以对方之存在为自己存在的前提。第三是对立双方的消长运动是绝对的,平衡则是相对的。阴阳的消长是阴阳之间对立制约矛盾运动的结果,阴长阳消、阳长阴消、阴消阳长、阳消阴长、阳长阴亦长、阳消阴亦消、阴长阳亦长、阴消阳亦消是其基本的运动形式。第四是对立双方的消长运动在一定的条件下可以产生质的飞跃,从而形成阴阳的转化,如寒极生热、热极生寒。

总之,阴阳的对立制约、互根互用、消长平衡和相互转化,说明阴和阳之间的相互关系不是孤立的、静止不变的,它们之间是相互联系的。阴阳对立制约是万物存在与发展的基础;互根、消长和转化是事物运动的保证。其中阴阳的互根互用,是阴阳向其对立面转化的因素,是转化的内在根据。消长平衡是转化得以发生的前提。如果说"阴阳消长"是一个量变过程的话,则阴阳转化便是在量变基础上的质变。阴阳的转化,虽然也可发生突变,但大多数则有一个由量变到质变的发展过程。

2. 阴阳五行学说之间的区别和联系。

阴阳五行学说是我国古代的哲学思想和方法论。阴阳学说是从事物矛盾着的两方面之对立制约、互根互用和消长转化来说明事物的变化和发展。五行学说是用事物属性的五行归类及其生克乘侮规律,来说明事物的性质以及各事物间的相互关系。在实际运用的过程中,阴阳五行学说,又常常是相互联系,不可分割的。阴阳五行学说的结合运用,不仅可以说明事物矛盾双方的一般关系,而且可以说明事物间相互联系、相互制约的较为具体和复杂的关系,从而有利于解释复杂的生命现象和病理过程。

【词句记忆】

1. 阴阳者,天地之道也,万物之纲纪,变化之父母,生杀之本始,神明之府也。

2. 阴阳者,有名而无形。

3. 阴阳者,数之可十,推之可百,数之可千,推之可万,万之大不可胜数,然其要一也。

4. 一阴一阳之谓道。

5. 水火者,阴阳之征兆也。

6. 阴在内,阳之守也;阳在外,阴之使也。

7. 阳气者,精则养神,柔则养筋。

8. 孤阴不生,独阳不长。

9. 阳气根于阴,阴气根于阳。无阴则阳无以生,无阳则阴无以化。

10. 阳化气,阴成形。

11. 重阴必阳,重阳必阴。

12. 阳入之阴则静,阴出之阳则怒。

13. 阳常有余,阴常不足。

14. 阴气不足则内热,阳气有余则外热。

15. 阳盛则热,阴盛则寒。

16. 阴胜则阳病,阳胜则阴病。

17. 阴阳者,天地之枢机;五行者,阴阳之终始。非阴阳则不能为天地,非五行则不能为阴阳。

18. 阴味出下窍,阳气出上窍。味厚者为阴,薄为阴之阳;气厚者为阳,薄为阳之阴。

19. 人以天地之气生,四时之法成。

20. 阴中求阳,阳中求阴。

21. 人生有形,不离阴阳。

22. 阴平阳秘,精神乃治;阴阳离决,精气乃绝。

23. 阳损及阴,阴损及阳。

24. 天地阴阳者,不以数推,以象之谓也。

【思考题】

1. 阴阳的基本概念是什么?举例说明阴阳属性的相对性。

2. 怎样确定事物或现象的阴阳属性?试举例说明之。

3. 阴阳学说的基本内容包括哪些方面?试简述之。

4. 何谓阴阳的消长与转化?阴阳的消长与转化两者有何联系?

5. 怎样理解"阴在内,阳之守也;阳在外,阴之使也",以及"阴平阳秘,精神乃治","阴阳离决,精气乃绝"?

6. 试从病理角度说明阴阳消长的几种病理变化。

7. 试以阴阳学说来说明人体的组织结构和生理活动。在疾病的诊断和治疗上,如何运用阴阳学说来进行指导。

【问题解答】

1. 阴阳的基本概念是什么?举例说明阴阳属性的相对性。

答:阴阳,是对自然界既相互对立又相互关联的两种事物或现象对立双方属性的概括。事物的阴阳属性,并不是绝对的,而是相对的。这种相对性,一方面表现为在一定的条件下,事物的阴阳属性可以发生相互转化,即阴可以转化为阳,阳也可以转化为阴。另一方面,体现于阴阳的无限可分性。例如,昼为阳,夜为阴,而上午与下午相对而言,则上午为阳中之阳,下午为阳中之阴;前半夜与后半夜相对而言,则前半夜为阴中之阴,后半夜为阴中之阳。所以说,阴阳之中仍有阴阳可分。

2. 简述阴阳学说的基本内容。

答:阴阳学说的基本内容,主要包括以下四方面:

（1）阴阳的对立制约：一切事物或现象，其内部都同时存在着相反的两种属性，相互对立的两个方面。如一年四季温热寒凉的气候变化，夏季阳热盛，但夏至以后阴气渐生，用以制约炎热之阳；冬季阴寒盛，但冬至后阳气随之而复，用以制约寒凉之阴。

（2）阴阳的互根互用：所谓"互根"，即阴阳每一方都以对方为根，阴根于阳，阳根于阴，以对方的存在为自己存在的前提。所谓"互用"，即相互为用。如气和血都属物质，但气与血相对而言，气属阳，血属阴，气与血互根互用。

（3）阴阳的消长平衡：阴和阳之间对立制约、互根互用，并不是处于静止的和不变的状态，而始终处于不断的运动变化之中，此长彼消、此消彼长、此长彼亦长、此消彼亦消是其基本运动规律。消长是绝对的，平衡是相对的。

（4）阴阳的相互转化：是指阴阳对立的双方，在一定条件下，各自向着其相反的方向转化。例如，"重阴必阳，重阳必阴""寒极生热，热极生寒"。

3. 如何理解"阴平阳秘，精神乃治；阴阳离决，精气乃绝"？

答：这一段话出自《素问·生气通天论》。主要是用阴阳来说明人体的生理状态和病理变化。其基本含义是：阴气平和，阳气固秘，精神就能正常，身体则健康无病；如果阴阳双方分离决绝，人的精神也就衰竭，生命也即告终。在正常情况下，人体的阴阳双方保持着对立统一的动态平衡状态。这种阴阳平衡，就阴精与阳气来说，即阴精之所以能固守于内，是因阳气固秘于外。具体到脏腑来说，则各脏腑的生理活动，既不能亢奋，也不能衰减，协调平衡，身体才能健康。相反，在某种原因作用下，破坏了阴平阳秘，则产生阴阳偏盛偏衰的异常变化。在人体则为病态，形成阴胜则寒，阴胜则阳病；阳胜则热，阳胜则阴病等病证。如果阴阳失调发展到严重阶段，阴阳互相不能维系，而发生分离，生命也就停止，即"阴阳离决，精气乃绝"。

4. 简述阴阳学说在中医学中的应用。

答：阴阳学说运用于中医学，主要用来说明人体的组织结构，生理功能，病理变化，以及疾病的诊断和治疗。

（1）说明人体的组织结构：人体的一切组织结构，都可用阴阳来划分。例如，背为阳，腹为阴；五脏为阴，六腑为阳；心肺为阳，肝脾肾为阴。具体到每一脏腑，又可再分阴阳，如心阴、心阳等。

（2）说明人体的生理功能：正常的生命活动，是阴阳两方面保持着对立统一的协调关系的结果。人体的功能与物质的关系,也就是阴阳互相依存,相互消长的关系。

(3) 说明人体的病理变化:中医认为疾病就是阴阳失调。引起疾病的原因也可划分阴阳,即阴邪、阳邪。疾病的过程多为正邪斗争的过程,其结果是引起机体的阴阳偏盛偏衰。阳偏盛则形成热证,而阳长阴消,又必耗伤阴液,即阳胜则阴病;阴偏盛则形成寒证,但阴长阳消,又必然耗损人体的阳气,即阴胜则阳病。阳偏衰则形成虚寒证,阴偏衰则形成虚热证。根据阴阳互根的原理,阴或阳任何一方虚损到一定程度,必然导致另一方的不足,即阴阳互损,最终可导致阴阳两虚。另外,阴阳失调的病理变化,在一定条件下,还可各自向相反的方向转化。阳证可以转化为阴证,阴证可以转化为阳证。疾病发展到一定程度,还可产生格拒现象,出现假象。

(4) 用于疾病的诊断和治疗:在诊断方面,审别阴阳是诊察疾病的基本方法。而阴阳又是辨证的总纲。在治疗方面,可确定治疗原则,即阴阳偏盛,损其有余;阴阳偏衰,补其不足。在补阴时加入少量的养阳药或补阳时加入少量的养阴药,称为"阴中求阳""阳中求阴"。阴阳学说还用来归纳药物的性能,即药性分阴阳,药味分阴阳,升降沉浮亦分阴阳。

5. 怎样用阴阳学说来说明人体的病理变化?

答：在正常情况下,人体的阴阳保持着相对协调状态,即"阴平阳秘,精神乃治"。若在某种因素作用下,破坏了阴阳协调状态,使阴阳平衡失调,即产生疾病。因此,人体的病理变化,不管多么复杂,都可用阴阳失调来说明,具体体现在:

(1)说明疾病本质:疾病千变万化,但归根结底,所谓疾病,就是阴阳平衡失调。

(2)致病因素分阴阳:邪气有阴邪、阳邪之分。例如六淫邪气,风、热、暑邪属阳邪,寒、湿邪属阴邪。

(3)阴阳偏胜与寒热:① 阳胜则热,阳胜则阴病。阳胜指阳邪致病,使阳绝对亢盛,而阳长阴消,阳胜的病变,必然损伤人体的阴液,阴液受伤,称之为阴病。② 阴胜则寒,阴胜则阳病。阴胜指阴邪致病,是阴的绝对偏盛,而阴长阳消,阴胜的病变,必然损伤人体的阳气,阳气受伤,称之为阳病。

(4)阴阳偏衰与寒热:① 阳虚则寒。阳虚是指人体阳气虚损,阳虚不能制约阴,阴相对偏盛,出现寒象。② 阴虚则热。阴虚是指人的阴液不足,阴虚不能制约阳气,导致阳气相对偏盛,出现热象。

(5)阴阳互损:阳虚到一定程度,因阳虚不能化生阴液,从而出现阴虚的现象,称之为阳损及阴;阴虚到一定程度,因阴虚不能化生阳气,从而出现阳虚现象,称之为阴损及阳,最终导致阴阳两虚。

(6)阴阳转化:阴证或阳证,在一定条件下,还可各自向相反的方向转化,即阴证转化为阳证,阳证转化为阴证。

另外,阴阳格拒,出现假象;阴阳亡失,生命垂危等都是用阴阳理论来说明人体的病理变化。

6. 阴阳学说怎样应用于疾病的诊断?

答:(1)审别阴阳,是诊察疾病的基本方法。中医学诊察疾病,了解病情,主要通过望、闻、问、切4种手段。而在其过程中,都应注意分辨属阴属阳。例如,观察色泽,色鲜明者病在阳分,色晦暗者病在阴分。切脉亦分阴阳,如从形态分,则浮大洪滑为阳,沉小细涩为阴。在诊察疾病过程中,只有掌握阴阳的属性,才能在辨证中正确地区别阴阳。

(2)阴阳是辨证的总纲。由于疾病发生、发展的根本原因是阴阳失调,所以任何病证,尽管千变万化,错综复杂,但总可用"阴证""阳证"加以概括。临床上常用的八纲辨证,虽然包括表里、寒热、虚实、阴阳等八个方面,而阴阳则又是其中的总纲,以统表里、寒热、虚实,即表、热、实属阳,里、虚、寒属阴。分清阴证、阳证,才能抓住疾病的本质,做到执简驭繁。

7. 怎样用阴阳学说理论来指导疾病的治疗？

答：（1）确定治疗原则：由于疾病发生的根本原因是阴阳失调。所以调整阴阳，恢复阴阳的相对平衡，是治疗疾病的基本原则。例如：① 阴阳偏胜的治疗原则：阴阳偏胜，即阴偏胜、阳偏胜，是阴或阳的过盛有余，为有余之证。治疗原则是：损其有余，即损其有余之阴，或损其有余之阳。阳胜则热，属实热证。"热者寒之"，用寒凉药物治疗之。阴胜则寒，属实寒证，"寒者热之"，用温热药物治疗之。由于阴胜则阳病，阳胜则阴病，阴胜伤人体阳气，阳胜伤人体阴液。故在采用"损其有余"的治法时，还应注意有无相应的阴或阳偏衰的情况存在。若引起相对一方偏衰时，则当兼顾其不足，配合以扶阳或益阴之药物。② 阴阳偏衰的治疗原则：阴阳偏衰，即阴偏衰或阳偏衰，为不足之证。治疗原则是：补其不足，补其不足之阳，或补其不足之阴。阴不足不能制阳而致阳亢者，属虚热证，则用补阴的方法，补阴以配阳，使阴阳重新恢复平衡。阳不足不能制阴而造成阴相对偏盛时，属虚寒证，则用补阳的方法，补阳以配阴，使阴阳重新恢复平衡。这就是"阳病治阴，阴病治阳。壮水之主，以制阳光；益火之源，以消阴翳"的治疗法则。另外，根据阴阳互根的原理，在治疗阴阳偏衰时，还应注意"阴中求阳""阳中求阴"的问题。阴中求阳，即在补阳的同时,兼以补阴,使阳得阴助生化无穷;阳中求阴,即在补阴的同时,兼以补阳,使阴得阳升而源泉不竭。

(2) 归纳药物的性能:阴阳学说用于疾病的治疗,可以用来概括药物的性味功能,作为指导临床用药的依据。① 药性分阴阳:药性主要有寒、热、温、凉4种,又称"四气"。其中寒凉属阴,温热属阳,寒凉药物用于热证,温热药物用于寒证。② 五味分阴阳:五味即酸、苦、甘、辛、咸5种味道。其中辛、甘、淡属阳,酸、苦、咸为阴。③ 升降沉浮分阴阳:上升、浮散者为阳,下降、重镇者为阴。总之,治疗疾病,就是根据阴阳偏胜偏衰情况,确定治疗原则,再结合药物的阴阳属性,选择相应的药物,以纠正阴阳失调状态,从而达到治病目的。

8. 如何理解"壮水之主,以制阳光;益火之源,以消阴翳"?

答:"壮水之主,以制阳光;益火之源,以消阴翳"是王冰注解《素问·至真要大论》关于"诸寒之而热者取之阴,热之而寒者取之阳,所谓求其属也"的注文。意为如果见热证用寒性药物治疗而热不退,或见寒证用热性药物治疗而寒不消,就应考虑是否犯了"虚虚实实"之戒。阴虚出现的热象,是由于阴液不足,不能制阳,而使阳相对亢盛,虽可见热象,但为虚热,治疗不能直折其热,而应补阴以制约阳气的偏亢,使阴阳重新恢复到协调平衡状态,则热自除;水属阴,"水之主"指肾阴,称元阴,为全身阴液的本源。故"壮水之主"即指滋补肾阴,这样就可以制约因阴虚而造成的相对阳亢。阳虚出现寒象,是由于阳气不足,不能制阴,而使阴相对偏盛。此时虽可见寒象,但为虚寒,不能用辛温散寒之药治之,而应补阳以制约阴的偏亢,使阴阳重新恢复到协调平衡状态,则阴寒之象自消;火属阳,"火之源"指肾阳,肾阳为全身阳气的根本。"益火之源"即指补益肾阳之意,阳气旺盛就可以制约因阳虚而造成的相对阴盛,则"阴翳"自除。

【选择题举例】

1. "阴平阳秘"依据的阴阳关系是:

A. 对立制约　　B. 交感互藏　　C. 互根互化

D. 相互转化　　E. 相互为用

【答案】 A

【答题要点分析】 "阴平阳秘",语出《素问·生气通天论》,意即通过阴阳之间的相互制约,使阴阳维持相对平衡,故应选 A。

2. "阴中求阳"治法的病理基础是:

A. 阴偏胜　　B. 阳偏胜　　C. 阴偏衰

D. 阳偏衰　　　E. 阴阳两虚

【答案】D

【答题要点分析】语出《景岳全书·新方八阵》,是张景岳根据阴阳互根互用原理提出的针对阴阳偏衰的治疗方法之一,意即治疗阳偏衰病证时,在用补阳药的同时兼用补阴药,以发挥阴阳互根互用的生化作用,故应选 D。

3."阴胜则阳病"是阴阳的何种关系失调:

A. 对立制约　　B. 相互依存　　C. 相互促进

D. 相互转化　　E. 相互为用

【答案】A

【答题要点分析】"阴胜则阳病"的本意为阴寒之气过盛即可损伤阳气,其反映的阴阳关系是阴阳的对立和制约,故应选 A。

4."重阳必阴"说明阴阳之间的关系为:

A. 对立制约　　B. 互根互用　　C. 消长平衡

D. 相互转化　　E. 交感互藏

【答案】D

【答题要点分析】语出《素问·阴阳应象大论》,意即阳气盛极到一定程度,可以向阴的方向转化,故应选 D。

第二节　五行学说

【重点提示】

五行,即指木、火、土、金、水5种基本物质元素的运动变化。五行学说,即是以木、火、土、金、水5种物质元素的功能属性来归类事物或现象的属性,并以五者之间的相互促进、相互制约关系来论述和推演事物之间的相互关系及其复杂的运动变化规律的学说。五行学说亦是我国古代唯物论的哲学范畴,并是重要的系统结构观。

五行的相生相克,是系统结构中相互联系,维持相对平衡的不可分割的两方面。五行的制化和胜复,是五行系统结构在正常运行,以及生化过程中出现较大不平衡情况下的两种自我调控机制,其作用是维持五行系统结构的动态平衡,以保证事物的正常生化和发展。

五行的乘侮关系,是指五行系统结构失去平衡所出现的反常盛衰情况,由于不能自我调控恢复,在人体则属于病理状态。相乘是指五行的克伐太过;相侮则是指五行之间的反向克制。而五行之气的有余不足,则是产生乘侮的内在因素。

五行学说所蕴含的系统论观点和方法,主要用以阐明事物或现象的系统结构关系,其在中医药学领域,主要是用以阐释脏腑的生理功能及脏腑组织之间的相互关系,阐明人体与外在环境之间所存在的相关联系,并运用五行的生克乘侮规律来说明脏腑组织之间的病理影响及传变。在诊断和治疗中,强调除对本脏本腑进行直接治疗外,则可根据五行的生克规律,适当调整其相应的脏腑关系,从而达到控制病机传变,治愈疾病的目的。

【释难解疑】

1. 如何正确理解五行的内涵?

五行,就是木、火、土、金、水5种物质元素的运动变化。我国古代人民在长期的生活和生产实践中,认识到木、火、土、金、水是5种不可缺少的最基本物质,故五行也有"五材"之称。如《左传》说:"天生五材,民并用之,废一不可。"《尚书》载:"水火者,百姓之所饮食也;金木者,百姓之所兴作也;土者,万物之所资生,是为人用。"据此,一般都认为五行是从"五材"的基础上发展而来的。这5种物质之间存在着互相滋生、互相制约的关系,被抽象为自然宇宙的5种基本元素。由此五行已不再是指5种物质本身的运动,而抽象为代表五大类事物属性的哲学概念,是构成宇宙间万事万物的5种基本元素的运动法则。引申其义，认为世界上的一切事物，都是由木、火、土、金、水 5 种基本物质元素之间的运动变化而生成的。

2. 五行的制化与胜复规律。

五行制化，是指五行之间既相互资生，又相互制约，维持平衡协调，推动事物间稳定有序的变化与发展。五行制化的规律是：木生火，火生土，而木又克土；火生土，土生金，而火又克金；土生金，金生水，土又克水；水生木，木生火，而水又克火，如此循环往复。

五行胜复是指五行中的一行亢盛（即胜气），则引起其所不胜（即复气）的报复性制约，从而使五行之间复归于协调和稳定。五行胜复的规律是："有胜则复"。五行中一行亢盛，则按相克次序克制，引起其所不胜（即复气）旺盛，以制约该行的亢盛，使之复归于常。如以木行亢盛为例，木旺克土引起土衰，土衰则制水不及而致水盛，水盛克火而使火衰，火衰则制金不及而致金旺，金旺则克木，使木行亢盛得以平复。

3. 五行所胜与所不胜的关系。

《黄帝内经》把相克关系称为"所胜""所不胜"关系。把"克我"者称为"所不胜"，"我克"者称为"所胜"。比如水为火之"所不胜"，金为火之"所胜"。"克我""我克"，是五行生克关系中用以说明其中一行与其他四行的相互制约的联系方式。从五行相克关系来说,每一行都有两行与其相联系,即"克我"与"我克"。以木为例,则"克我"者为金,"我克"者为土。

4. 五行发生相乘和相侮的原因。

五行相乘、相侮,属于异常的克制现象。五行相乘,又称过克。相乘发生的原因有两个方面,一是五行的某一行本身过于强盛,造成对被克制一行的过分克制;二是某一行不足,使克制它的一行就显得相对增强,使之本身更虚弱。相乘是相克太过,故其规律与相克一致,如木乘土等。

五行相侮,又称反侮,即反克。其发生的原因也有两个方面,一是某一行过度强盛,对原来克我的一行进行反侮;二是某一行本身虚弱,不仅不能克制应克的一行,反而受到应克制一行的反侮。因相侮是反向克制,故其规律是相克的反向,被称为反克。即土侮木,木侮金等。

5. 五脏疾病相生与相克关系的传变。

相生关系的传变包括母病及子和子病及母两个方面。母病及子,即母脏之病传及子脏。如肾属水,肝属木,水能生木,故肾病及肝,即属母病及子;子病及母,是指疾病的传变,从子脏传及母脏。如肝属木,心属火,木能生火,故肝为母脏,心为子脏。心病及肝,即是子病及母。

相克关系的传变,包括相乘和相侮两个方面。相乘,是相克太过致病。如肝属木,脾胃属土,正常情况下,肝木能克脾土。若肝气郁结,或肝气上逆,影响脾胃的受纳运化功能,出现胸胁苦满、脘腹胀痛、泛酸、泄泻等表现时,称为"木旺乘土"。相侮,是反向克制致病。如肺金本能克制肝木,由于暴怒而致肝火亢盛,肺金不仅无力制约肝木,反遭肝火反向克制,而出现急躁易怒、面红目赤,甚则咳逆上气、咯血等肝木反侮肺金的症状,称为"木火刑金"。

五脏病变相互传变,病情有轻重的不同。母病及子病情较轻,子病犯母,病情较重;相侮时,病情较轻,相乘时病情较重。

6. 佐金平木、益火补土法的正确表述。

佐金平木法:是通过清肃肺气,以抑制肝火亢盛的一种治疗方法,又称泻肝清肺法。主要适用于肝火亢逆,灼伤肺金,影响肺气清肃之"木火刑金"证候。临床可见胁痛、口苦、咳嗽咯血或痰中带血、急躁烦闷、脉弦数等症。

益火补土法:就五行生克关系而言,心属火,脾属土。火不生土应该是心火不生脾土。后世将"火不生土"多是指命门之火(肾阳)不能温煦脾土的脾肾阳虚之证,少指心火与脾土的关系;因此,益火补土法成为温肾阳而补脾阳的一种方法,又称温肾健脾法,温补脾肾法。治疗症状表现为畏寒、四肢不温、纳减、腹胀、腹泻、浮肿等的脾肾两虚证。

【词句记忆】

1. 木曰曲直。

2. 火曰炎上。

3. 土爱稼穑。

4. 金曰从革。

5. 水曰润下。

6. 木得金而伐,火得水而灭,土得木而达,金得火而缺,水得土而决,万物尽然,不可胜竭。

7. 母病及子,子病及母,子盗母气。

8. 子能令母实,母能令子虚。

9. 五脏受气于其所生,传之于其所胜,气舍于其所生,死于其所不胜。

10. 木火刑金,木旺乘土,土壅侮木。

11. 虚则补其母,实则泻其子,抑强扶弱。

12. 金水相生,滋水涵木,益火补土,培土生金。

13. 培土制水,泻南补北,佐金平木,抑木扶土。

14. 见肝之病,知肝传脾,当先实脾。

15. 五行之理,甚而无以制之,则造化息也。

16. 造化之机,不可无生,亦不可无制;无生则发育无由,无制则亢而为害。

【思考题】

1. 何谓五行与五行学说? 其源流、沿革如何?

2. 五行学说的基本内容包括哪些方面? 试简述之。

3. 五行学说是如何对脏腑、官窍、形体,以及五味、五色、五气进行归类的?

4. 五行的生克、乘侮规律是什么?

5. 何谓五行的制化与胜复? 其调控机制如何?

6. 怎样理解"气有余,则制己所胜而侮所不胜;其不及,则己所不胜,侮而乘之,己所胜,轻而侮之。"

7. 如何用五行学说来说明脏腑的生理功能和相互关系?

8. 如何运用五行规律来解释五脏病证的相互传变?

【问题解答】

1. 简述五行的特性。

答:"木曰曲直":是指树木的生长形态能曲能直,

舒展柔和,引申为生长、升发、条达舒畅之意。"火曰炎上":是指火具有温热、上升的特性,引申为温暖、升腾之意。"土爰稼穑":"稼穑",泛指人类播种和收获农作物的农事活动,引申为生化、承载、受纳之意。"金曰从革":"金曰从革"本意是指金属的产生源于变革,后引申产生了肃杀、收敛之意。"水曰润下":是指水具有滋润和向下的特性,引申为寒凉、滋润、向下之意。

2. 五行的生、克、乘、侮的概念和规律是什么?

答:(1)五行相生,是指五行之间存在着促进、助长和资生的作用,其规律是木生火,火生土,土生金,金生水,水生木,循环往复。五行相生也是母子关系,生我者为母,我生者为子

(2)五行相克,是指五行之间存在着相互克制、制约、抑制的关系。其规律是木克土,土克水,水克火,火克金,金克木,如环无端。五行相克也是所胜、所不胜的关系。我克者为我所胜,克我者为我所不胜。

(3)五行相乘,是五行对被克制一行的过度克制的异常现象。其规律是木乘土,土乘水,水乘火,火乘金,金乘木。五行的某一行本身过于强盛或不足都可以发生相乘。

(4)五行相侮,是五行对所不胜一行反向克制的异常现象。又称反侮或反克。其规律是土侮木,木侮金,

金侮火，火侮水，水侮土。五行的某一行本身过于强盛或不足都可以发生相侮，即反向克制。

3. 如何用五行学说来说明脏腑的生理功能和相互关系？

答：五行配五脏，用五行特性来说明五脏的生理功能。例如，木性可曲可直，生长升发，条达舒畅。肝配木，则肝喜条达而恶抑郁，并具有疏泄功能，余四脏类同。五行学说把人体的脏腑组织器官分别配属五行，使人体构成一个以五脏为中心的完整的有机体。由于五脏配五行，因此，可用五行生克制化理论来说明脏腑生理功能的内在联系。例如，用五行相生关系来说明五脏之间相互资生的关系。如木能生火，即肝藏血以济心等。用五行相克关系来说明五脏之间相互制约的关系，如金能克木，肺气肃降以制约肝气上逆等。

4. 如何运用五行规律来解释五脏病证的相互传变？

答：说明五脏病变的相互影响。五脏发生病变时，可以相互影响。① 相生关系的传变，包括母病及子，子病犯母两个方面。如肾病及肝，为母病及子；心病及肝为子病犯母。② 相克关系的传变，包括相乘与相侮两种情况。相乘是相克太过为病，如肝乘脾等。相侮是反向克制而致病，如肝侮肺等。另外，五脏病变相互传变，病情有轻重的不同。母病及子病情较轻,子病犯母,病情较重;相侮时,病情较轻,相乘时病情较重。

5. 五行学说如何用来指导临床治疗?

答:五行学说在中医学中的应用,不但能说明五脏的生理和病理,而且常用于指导临床治疗。主要包括两方面内容:

(1)用于控制疾病的传变。由于人体是一个有机整体,在发生疾病时,脏腑之间的病变,往往互相影响。临床上多见一脏受病,而波及他脏。依据五行学说疾病传变都有一定的规律。由此,在治疗疾病时,除对病脏治疗外,还应根据五行生、克、乘、侮规律,来调整各脏腑之间的相互关系,以控制其传变,使之向痊愈的方面转化。例如肝脏发生病变,根据五行的生、克、乘、侮规律,则可以传及心、脾、肺、肾,引起心、脾、肺、肾的功能失常。所以说,见肝之病,欲知肝传之于脾,故先实其脾气。即补脾以防肝病传脾。因此,掌握了疾病的传变规律,就可以采取措施,防止传变。防患于未然,是临床治病的重要原则之一。

(2)确定治疗原则和治疗方法。五行学说,也可用于确定疾病的治疗原则和方法。① 根据相生规律确定的治疗原则和方法:原则是补母泻子。即"虚则补其母,实则泻其子"。补母,主要用于母子关系的虚证。泻子,主要用于母子关系的实证。方法主要有益火补土、培土生金、金水相生和滋水涵木。② 根据相克规律确定的治疗原则和方法:原则是抑强扶弱。抑强主要用于相克太过或反克所致的相乘、相侮的病证;扶弱,主要用于相克力量不及或因虚被乘、被侮的病证。方法主要有培土制水法、泻南补北、佐金平木和抑木扶土。

【选择题举例】

1. 五行相侮的基本概念是:

A. 某行之气亢盛传及子脏

B. 某行之气亢盛传及母脏

C. 某行之气虚衰传及"所胜"

D. 某行之气亢盛侵及"所不胜"

E. 母脏之气亢盛伤及子脏

【答案】D

【答题要点分析】五行中的相侮是指由于五行中的某"一行"过于强盛,对原来"克我"的"一行"进行反克,而引起的一系列反应,故应选 D。

2. 按五行规律,肝病及心所属的是:

A. 母病及子　　B. 子病犯母　　　C. 相乘传变

D. 相侮传变　　E. 相胜传变

【答案】A

【答题要点分析】"母病及子"是指五行中的某一行异常,累及其子行,导致母子两行都异常。肝属木为母,心属火为子,故应选 A。

3. 根据五味入五脏,具有五行属性,患者骨骼疼痛,头发脱落,其偏嗜的是:

A. 酸味　　　　B. 咸味　　　　C. 甘味

D. 辛味　　　　E. 苦味

【答案】C

【答题要点分析】《素问·五脏生成》说:"多食咸,则脉凝泣而变色;多食苦,则皮槁而毛拔;多食辛,则筋急而爪枯;多食酸,则肉胝䐢而唇揭;多食甘,则骨痛而发落。此五味之伤也。"依据五行相克规律,故选 C。

4. 患者患病初期胁肋胀痛,性情抑郁,喜太息,继则纳呆腹胀,肠鸣便溏,舌苔白,脉弦缓。按五行理论分析所属的是:

A. 相生　　　　B. 相克　　　　C. 相乘

D. 相侮　　　　E. 母病及子

【答案】C

【答题要点分析】胁肋胀痛,性情抑郁,喜太息为肝气郁结之证,纳呆腹胀,肠鸣便溏为脾虚之证。因此,按五行理论分析此为肝病传脾,是木乘土。

第二章 ○ 藏　象

【重点提示】

藏象是指藏于体内的脏腑及其表现于外的生理、病理现象。藏象学说,是中医学理论体系的重要组成部分,是通过对人体生理、病理现象的观察,来研究人体各个脏腑的生理功能、病理变化及其相互关系的学说。藏象学说的形成,主要有三个方面:一是古代的解剖知识。二是长期对人体生理、病理现象的观察。三是反复的医疗实践。藏象学说的主要特点,是以五脏为中心的整体观。

【释难解疑】

1. 藏象的基本概念:

"藏象"一词,首见于《素问·六节藏象论》:"帝曰:藏象何如?"对于"藏象"一词,历代医家都有过论述。例如,王冰说:"象谓所见于外,可阅者也。"张介宾说:"象,形象也。藏居于内,形见于外,故曰藏象。""藏",主要指藏于体内的脏腑组织器官;"象",指表现于外的生理、病理现象。"藏象",是指藏于体内的脏腑及其表现于外的生理、病理现象。

2. 五脏与六腑的区别:

主要表现在形态和功能两方面:从形态上来看,五脏多为实质性器官,六腑多为中空器官;从功能看,五脏主藏,六腑主泻。《素问·五脏别论》说:"所谓五脏者,藏精气而不泻也,故满而不能实;六腑者,传化物而不藏,故实而不能满也。"此处的"满"与"实"是指五脏与六腑各自不同的生理、病理状态而言。五脏贮藏精气,藏而不泻,精气以充满为宜,故"满"是其生理状态;若精气壅塞,气血留滞,痰饮瘀血阻遏,则五脏不通为患,故"实"是其病理状态,故五脏"藏精气而不泻","满而不能实"。六腑主传化水谷,经常有水谷充实,故"实"是其生理状态;但六腑传化水谷,必须不断向下传导而不能停留,若水谷停留于胃肠之中,则脘腹胀满不适,故六腑"泻而不藏","实而不能满"。

【词句记忆】

1. 五脏者,所以藏精神血气魂魄者也。

2. 五脏主藏,六腑主泻。

3. 五脏者,藏精气而不泻,故满而不能实。

4. 六腑者,传化物而不藏,故实而不能满。

5. 不明脏腑经络,开口动手便错。

6. 藏居于内,形见于外,故曰藏象。

7. 大气之入于脏腑者,不病而卒死矣。

8. 经脉者,脏腑之枝叶;脏腑者,经脉之根本。

9.《黄帝内经》之脏腑,非实质之脏腑。

10. 五脏受气于其所生,传之于其所胜,气舍于其所生,死于其所不胜。

11. 脏病难治,腑病易治。

【思考题】

1. 何谓藏象和藏象学说?

2. 藏象学说形成的基础有哪几方面? 试简述之。

3. 藏象学说的主要特点为何? 试简述之。

4. 脏腑的生理特点为何? 有何区别?

【问题解答】

1. 简述藏象学说的特点。

答:中医藏象学说是中医学理论体系的核心部分,占有极重要的地位。中医藏象学说与现代医学相比,具有以下几个特点:

（1）强调以五脏为中心的整体观；

（2）五脏与精神情志活动密切相关；

（3）在论述脏腑功能时，大多采用生理与病理相结合的形式进行；

（4）藏象学说中每一个脏腑的含义，不单纯是一个解剖学的概念，而主要是一个生理、病理学概念。

2. 五脏、六腑、奇恒之腑在功能及形态方面各有何特点？

答：（1）五脏（心、肺、脾、肝、肾）的生理特点：① 化生和贮藏精气；精气是构成人休和维持人体生命活动的基本物质，在生命过程中不断产生和消耗。与六腑功能相比，五脏只贮藏精气而不传化水谷，故"满而不能实""藏而不泻"是对五脏生理功能特点的高度概括。② 与精神活动相关：人的精神活动的物质基础是精气，五脏主化生和贮藏精气，所以精神活动与五脏有关。中医学将人的精神活动分为两大类：一类是神志活动，即神、魂、魄、意、志。分属五脏，为心藏神、肝藏魂、肺藏魄、脾藏意、肾藏志；另一类是情志活动，即喜、怒、忧、思、恐。分属五脏，为心在志为喜、肝在志为怒、肺在志为忧、脾在志为思、肾在志为恐。由于五脏与人的精神活动密切相关，故又称之为"五神脏"。

（2）六腑（胆、胃、小肠、大肠、膀胱、三焦）共同的生理特点是传化水谷,主持饮食物的受纳、腐熟、消化、吸收和排泄。所以必须保持通畅,以通为顺。与五脏相比,六腑只传化水谷,不贮藏精气,故"实而不能满""泻而不藏"是对六腑生理功能的高度概括。

(3)脏与腑在形态方面的区别:总的来看,五脏多为实体脏器,被精气所充满。而六腑多为空腔脏器,中空而容纳水谷、传导和排泄糟粕。五脏属阴,六腑属阳,形成阴阳表里关系,并各有外候。

(4)奇恒之腑(脑、髓、骨、脉、胆、女子胞)的生理功能及形态特点:奇恒之腑形态多中空似腑,归属腑。但其功能却不传化水谷,而能藏蓄阴精,多与人的精神活动有关而似脏。因这类脏器似脏非脏,似腑非腑,故另立名目,称为奇恒之腑。奇恒之腑的功能多隶属于五脏,无阴阳、表里及五行配属关系。

3.从脏腑生理特点的角度试述脏病多虚、腑病多实,腑虚补脏、脏实泻腑的意义。

答:《素问·五脏别论》说:"所谓五脏者,藏精气而不泻也,故满而不能实。六腑者,传化物而不藏,故实而不能满也。"这是说五脏具有藏蓄阴精,藏而不泻的功能属性。正常状态下五脏精气常常饱满,源源不断地为生命活动提供物质基础。由此五脏所藏的精越充足,功能就越强健,精为生命所用,五脏发病多为虚证。

六腑具有传导水谷的功能属性,六腑主传导、消化饮食物,不藏精气。所以,六腑只能充实水谷,而不像五脏那样,由精气充满。六腑必须保持通畅,以通为顺。而六腑的病变,主要是传导失常,水谷糟粕停滞于体内,不能顺利排泄,形成实性病变。因此,从临床角度分析,腑病多实。

五脏与六腑虽然生理功能不同,但脏腑之间又是相互联系,密不可分的。饮食物通过六腑的共同作用,才能化为精微,并把精华部分输送到五脏,使五脏精气充满。五脏所藏的精气,是六腑生理活动的基础。五脏所藏的精气,即精、气、营、血等物质,来源于六腑所化的水谷精微。而六腑传化水谷的功能,又有赖于五脏的正常生理活动。因此,脏之气行于腑,腑之精归于脏,协调共济。为此脏腑病变常常相互传变、相互影响。脏易虚不宜泻,腑多实不宜补。然而脏为阴,腑为阳,形成阴阳表里相互联属的关系。由此在治疗时就有脏实泻腑、腑虚补脏的临床治疗指导原则。

【选择题举例】

1. 中医学认为,构成人体这个有机整体的中心是:

A. 五脏　　　　B. 六腑　　　　C. 脑

D. 命门　　　　E. 经络系统

【答案】A

【答题要点分析】人体以五脏为中心,通过经络系统,把六腑、五体、五官、九窍、四肢百骸等全身组织器官联系成一个整体,并通过精、气、血、津液的作用,来完成人体统一的功能活动,故应选 A。

2. 区分五脏、六腑和奇恒之腑的最主要依据是:

    A. 分布部位的不同   B. 解剖形态的不同

    C. 功能特点的不同   D. 阴阳属性的不同

    E. 颜色大小的不同

【答案】C

【答题要点分析】中医学对脏腑的认识,源于"藏象"。"藏象",是指藏于体内的脏腑及其表现于外的生理、病理现象。在论述脏腑功能时,大多采用生理与病理相结合的形式进行;脏腑的含义,不单是一个解剖学的概念,主要是一个生理、病理学概念,故应选择 C。

3. "满而不能实"的生理特点是指:

    A. 五脏   B. 六腑   C. 奇恒之腑

    D. 脏腑   E. 以上都不是

【答案】A

【答题要点分析】五脏的共同生理特点,是化生和贮藏精气,因此,只能藏精气,而不接受水谷。六腑的共同生理特点,是受盛和传化水谷,因此,六腑不藏精气,但受盛水谷,故应选择 A。

第一节 五 脏

【重点提示】

五脏,即心、肺、脾、肝、肾的合称。五脏有化生、贮藏人体精气,以及藏神的共同生理功能,具备藏而不泻的生理特点,神志活动也归属于五脏。

五脏各自又有不同的生理功能和生理联系,心的主要生理功能是主血脉,推动血液在经脉内循行不息,主神志,调节、主宰全身的功能活动。肺的主要生理功能是主气,司呼吸,主宣发肃降,通调水道,并朝百脉,主治节。脾主运化,主升清,为后天之本,气血生化之源,脾又主统血,参与维持正常的血液循环。肝主疏泄,调畅气机,通利气血水,在此基础上,可以调节人的情志活动,促进脾胃的运化和胆汁的分泌及排泄。肝又主藏血,可以贮藏血液,调节全身的血量分布。肾藏精,主人体生长发育与生殖,称为先天之本;肾主水,其气化作用贯穿在水液代谢的始终。肾又主纳气,对呼吸运动具有重要作用,肾为水火之脏,肾阴肾阳为一身阴阳之根本。在生理上五脏与六腑、五官、九窍、五华、五体、五液、五志等相互联系,藏象学说中的五脏,实际上代表着人体以五脏为中心的 5 个功能活动系统。中医常通过观察五官、五华、五志等异常变化，根据它们与脏腑的系统联系，来诊断内部脏腑的病变。

此外，五脏与自然界的阴阳五行相通应，如肝属木，为阴中之少阳，以应春气；心属火，为阳中之太阳，以应夏气；脾属土，为阴中之至阴，以应长夏之气；肺属金，为阳中之少阴，以应秋气；肾属水，为阴中之太阴，以应冬气。由于五脏与自然界的这种联系及五脏各自的功能不同，使五脏具有各自不同的生理特性，掌握五脏的生理特性，在诊断治疗方面具有重要的意义。

藏象学说认为，人体以五脏为中心，在内则联络六腑及其他组织器官，在外则适应自然界四时阴阳变化，构成人体内部及人体与自然界的系统联系，并以此把握人体生理病理活动规律。

【释难解疑】

1. 心所藏之神的含义。

在中医学中，神有广义和狭义之分。广义的神是指人体生命活动的外在表现，是对人体生命活动的高度概括。它可以通过人的眼神、表情、语言、动作等反映于外，又称为"神气"，是中医望诊的重要内容。狭义的神是指人的精神、意识和思维活动。

心所藏之神主要是指狭义之神,即人的精神、意识、思维活动。气血是神志活动的物质基础,心主血的功能不仅能推动血液在脉管中运行,还具有生血的作用,心之气血旺盛,神有所舍,则神志清晰,反应灵敏,记忆力强健。反之,若心主血脉功能失常,必然影响心藏神的功能。心之所以能藏神主神志是与其主血脉功能密切相关的。

2. 心在液为汗的机制,出汗与心血、心神的关系。

汗即汗液,它是津液通过阳气的蒸腾气化后,从汗孔排出于外的液体。故汗与津液密切相关。血是指在体内循环流行的红色液体。血与津液的生成都来源于水谷精气,由水谷精气所化生,津液注之于脉内,便成为血的一部分,血渗出脉外,可成为津液。因此,汗和血都与津液有关,故有"汗血同源"的说法。而血又为心所主,故又有"汗为心之液"之说。心血是心神的物质基础,在病理上,出汗过多,易耗伤心血,可见心慌、心悸等心神的变化;汗多不仅伤津耗血,也会进一步耗伤心气,甚至导致亡阳之变。反之,心气虚生成心血的功能不足,控制津液的能力下降,又可引起病理性的汗出。例如心气虚的自汗症,心血、心阴不足的盗汗等。

3. 解读肺主一身之气。

"肺主一身之气",具体表现在两方面:首先表现在气的生成方面。特别是宗气的生成，主要依靠肺吸入的清气与脾胃运化的水谷精微在胸中相结合。因此，肺的呼吸功能正常，则宗气的生成充足，从而使全身各脏腑组织生理活动正常。肺病影响到宗气的生成，则出现全身气虚的症状。其次，表现在对全身气机的调节方面。肺的呼吸运动是有节律的一呼一吸，这对全身之气的升降出入运动起重要的调节作用。故《素问·五脏生成》说："诸气者，皆属于肺。"是对肺主一身之气功能的高度概括。

4.脾气输送水谷之精和水液的过程及其方式。

饮食物进入体内后，必须依赖于脾的运化功能，才能使饮食水谷转化为精微物质，这是"化"；精微物质生成后，仍要靠脾的运输、散精功能，才能将水谷精微"灌溉四旁"和布散周身，从而使整个机体得到充足的营养，这是"运"。脾主运化，即主持饮食物的消化、吸收和布散，主要依赖于脾气。脾气健运，则饮食水谷的消化吸收、精微物质的转输布散功能旺盛，才能为化生精、气、血、津液提供丰富的养料；使脏腑经络、四肢百骸，以及筋肉皮毛得到充足的营养，从而进行各种正常的生理活动。脾运化水液的功能可以分为两方面：一是水液进入体内后，通过脾胃的共同作用，游溢（化生）出水谷精气，并在脾的运输布散作用下，将人体所需之津液布散周身、输送到各脏腑组织器官中去,以发挥营养滋润作用。二是将全身各脏腑组织器官利用后的水液及时地输送到相应的脏腑,如肺、肾、膀胱等,通过这些脏腑的气化作用排出体外。因此,在人体水液代谢的全过程中,无论是津液的布散,还是代谢后水液的输布、排泄,脾均起着枢纽的作用,这对调节并维持水液代谢平衡,是极为重要的。

5. 脾主统血的机制。

脾主统血,是指脾具有统摄血液在经脉中流行,防止逸出脉外的功能。脾主统血的机制,实际上就是气对血液的固摄作用,它与脾能生化气血的功能密切相关。脾的运化功能健旺,气血生化充足,气足即能统血。反之,若脾气虚损,统血功能失职,则血液运行就失其常规而逸出脉外。临床可见便血、尿血、皮下出血、崩漏等出血性病症。此种出血表现之特点是:出血时间较长,血之颜色浅淡,出血部位多见于身体下部(如便血、尿血、崩漏等),并伴有气虚症状。对于这种出血,中医学常采用"补脾摄血""益气摄血"之法,意在恢复脾统血之功能。

6. "治痿独取阳明"的含义。

"治痿独取阳明"一语出自《素问·痿论》。痿,即痿证,是指肢体痿弱废用的一类病证。治痿独取阳明,此阳明指胃,胃与脾相表里,为水谷之海,气血生化之源,同属后天之本,为五脏六腑营养之源泉。肌肉、四肢必须依赖于脾胃水谷精气以濡养,才能健壮。反之,若脾胃气虚,受纳、运化无力,四肢肌肉失养,则肌肉瘦削,活动无力,甚则痿废不用,所以治疗痿证可从培补和调理脾胃出发,恢复和增强脾胃对肌肉、四肢的濡养功能,以达到使肌肉丰满、四肢健壮的目的。

7. 肝气的疏泄作用及其临床意义。

肝气的疏泄作用主要体现在五方面:

(1)调畅气机:由于肝的生理特点是主升、主动,喜条达而恶抑郁,这对于人体气机的疏通、畅达具有重要的促进作用。因此,肝的疏泄功能正常,则气机调畅、气血和调,脏腑经络等组织器官的功能才能正常。若肝的疏泄功能失常,气机不畅,可见气滞或气逆的病理变化。

(2)推动血行:血的运行,有赖于气的推动,即"气行则血行"。肝主疏泄,调畅气机。气机通畅,是血液循行保持通畅的基础。若肝有病变,疏泄失职,气机不畅,可使血液流行受阻,瘀积不流,导致气滞血瘀的种种病症。同时,气血的运行又可影响水液代谢,"气滞水亦停","血不利则为水",说明气血的病变可使水液代谢失常,如肝硬化腹水的形成。另外,肝失疏泄,升发太过,形成肝气上逆的病理变化,血随气逆,并行于上,气血逆乱,可见上窍出血,甚则昏厥的病证。

(3) 促进水液代谢:肝气的疏泄作用,在促进水液代谢,保持水液代谢平衡方面,也起着重要作用。通过调畅三焦气机和调节肺、脾、肾等脏腑的气机升降,使三焦水道通利、脏腑气机协调,从而促进水液的代谢。故气机调畅则可辅助和促进水液的运行。若肝有病变,疏泄失职,气滞则水停,临床可见痰饮、水肿等疾病,或见气水交阻的臌胀病,痰气交阻的痰核、瘰疬等病症。由此可见,肝气的疏泄功能对于水液代谢有着极密切的关系。

(4) 调畅情志:人的情志活动,以气血为物质基础,而肝主疏泄,调畅气机,促进气血的运行,故能调畅情志。只有肝主疏泄功能正常,气血调畅,人的精神情志才正常。而肝失疏泄,气血不调则可致情志失调。若肝的疏泄功能太过,肝气亢奋,临床可见头胀头痛,急躁易怒等。若疏泄功能减退,气血不畅,肝气郁结,临床可见抑郁寡欢、多疑善虑等。

(5) 促进和调节生殖功能:肝主疏泄还可影响到人的生殖功能,主要表现为以下两点:一是女子胞月经的排泄和胎儿的孕育。女子胞的功能以气血为物质基础,而肝主疏泄,调畅气机,促进气血的运行。同时,肝又主藏血,调节血量,为女子胞输送气血以维持其正常的生理功能。肝主疏泄功能失常，则可导致女子胞功能障碍。如肝失疏泄，可见月经周期紊乱，痛经等。其二是可影响到男子的生殖功能。因男子精气排泄也依赖于肝主疏泄功能的调节，如肝的疏泄功能太过，扰动精室，则可见遗精、早泄等。

8. 肝藏血的含义及其生理意义。

肝藏血，是指肝具有贮藏血液、调节血量和防止出血的功能。这一功能的生理意义是：① 肝内贮存一定的血量，以制约肝阳的升腾。② 有防止出血的作用。这一功能对维持人体血液正常循行是至关重要的。③ 随机体活动量的增减、情绪的变化等，调节和分配人体各部分的血量。故王冰说："人动则血运于诸经，人卧则血归于肝脏。"④ 肝藏血，血舍魂，肝血充足则神魂安藏。血是神志活动的物质基础，故肝藏血，保证血量充沛，是人体精神情志活动正常的一个极为重要的条件。⑤ 为经血之源。妇人以血为本，肝藏血充足，冲脉血液充盛，是其月经按时来潮的重要保证。

9. 肾精、肾气、肾阴、肾阳之间的逻辑关系。

肾精是藏于肾中的人体之精，是构成人体和维持人体生命活动的基本物质，它包括禀受于父母的先天之精和水谷之精充养生成的后天之精。肾气是由肾精化生的具有推动和调控人体生长发育、生殖及脏腑气化等作用的精微物质，也称之为肾的精气。肾精可化为肾气，肾气又可聚为肾精，两者可分不可离。肾阴、肾阳以肾中精气为物质基础，肾阳是其中具有温煦、推动等作用的部分，又称为元阳、真阳，为一身阳气之根；肾阴是其中具有凉润、宁静等作用的部分，又称元阴、真阴，为一身阴气之本，故称肾为"阴阳之根""水火之脏"。因此，病理上无论是肾阴虚还是肾阳虚，都可以累及对方形成阴阳互损，最终导致阴阳两虚。

10. **肾主水和纳气各自的机制。**

（1）肾主水，是指肾具有主持和调节水液代谢的功能。人体的水液代谢，虽与多个脏腑有关，但起主导作用的是肾。肾主水的功能贯穿在水液代谢过程的始终。肾对水液代谢的调节是通过"气化"作用来实现的。肾的气化作用具体体现在两个方面：一是肾阳为一身阳气之根本，对肺、脾、肝、三焦、膀胱等脏腑的气化具有促进作用。二是在肾的蒸腾气化作用下，"升清降浊"并司膀胱开合，使尿液的生成和排泄正常。如肾有病变，主水功能失常，水液代谢障碍，则既可见气化不利的尿少、水肿之症，又可见摄纳无权，升清不利的小便清长、尿量增多等症状。

（2）肾主纳气，是指肾具有摄纳肺所吸入的清气，使呼吸保持深沉、平稳的重要作用。肺吸入之清气，必须下纳于肾,才能达到气体交换的目的。这一功能实际上是肾的封藏、固摄作用,在呼吸运动中的体现。若肾主纳气功能减退,可见呼吸表浅、急促、喘息、呼多吸少等症状。

【词句记忆】

1. 五脏者,藏精气而不泻也,故满而不能实;六腑者,传化物而不藏,故实而不能满也。

2. 五脏皆柔弱者,善病消瘅。

3. 五脏六腑,体阴者用必阳,体阳者用必阴。

4. 五脏应四时,各有收受。

5. 脏实则声宏,脏虚则声怯。

6. 脏宜藏,腑宜通,脏腑之体用各殊。

7. 六腑以通为用,以降为顺。

8. 五脏相通,移皆有次。

9. 心藏脉,脉舍神。

10. 人之所主者心,心之所养者血。

11. 心气通于舌,心和则舌能知五味矣。

12. 心气虚则悲,实则笑不休。

13. 血气者人之神。

14. 舌为心之苗窍。

15. 汗为心之液。

16. 肺主一身之气。

17. 诸气者,皆属于肺。

18. 肺为娇脏。

19. 肺为水之上源。

20. 肺为华盖。

21. 肺气通于鼻,肺和则鼻能知香臭也。

22. 肺朝百脉。

23. 肺为水之上源,肺气行则水行。

24. 鼻为肺之外窍。

25. 肺之合皮也,其荣毛也。

26. 血之源头在乎肾,气之源头在乎脾。

27. 脾胃为后天之本,气血生化之源。

28. 脾主统血。

29. 脾主升清。

30. 脾主运化。

31. 脾主四肢肌肉。

32. 肝主疏泄。

33. 肝为刚脏,体阴而用阳。

34. 肝开窍于目。

35. 肝主筋,爪为筋之余。

36. 肾藏精,精生血。

37. 肾为先天之本;先天生后天,后天养先天。

38. 发为血之余。

39. 肾主骨,齿为骨之余。

40. 肾入耳,肾开窍于耳。

41. 腰为肾之外府。

42. 肾为"阴阳之根"。

43. 肾为"水火之脏"。

44. 肾为水之下源。

45. 肾主纳气。

46. 心者,生之本,神之变也;其华在面,其充在血脉。

47. 肺者,气之本,魄之处也;其华在毛,其充在皮。

48. 肾者,主蛰,封藏之本,精之处也,其华在发,其充在骨。

49. 肝者,罢极之本,魂之居也;其华在爪,其充在筋。

50. 脾者,仓廪之本,营之居也……其华在唇四白,其充在肌。

51. 心不欲杂,杂则神荡而不收;心不欲劳,劳则神疲而不入。

52. 心乱则百病生,心静则万病息。

53. 肝气一逆,诸气皆逆。

54. 脾裹血,温五藏。

55. 脾为百骸之母。

56. 肺体属金,譬若钟然,钟非叩不鸣。

57. 冲任之本在肾。

58. 经水出诸肾。

【思考题】

1. 何谓心主血脉？面色与脉搏与心主血脉有何联系？

2. 何谓心主神志？心主神志与心主血脉有何内在联系？

3. 如何理解肺主气？肺是如何主一身之气的？

4. 如何理解肺的宣发与肃降？

5. 何谓肺主行水？肺是通过哪些环节起到通调水道作用的？

6. 怎样理解肺朝百脉而主治节？

7. 何谓脾主运化？为何说脾为后天之本、气血生化之源？

8. 试从生理、病理角度论述脾主统血。

9. 脾气主升有何重要生理意义？

10. 何谓肝主疏泄？肝主疏泄主要表现在哪些方面？

11. 肝藏血有何生理、病理意义？

12. 何谓精？肾为什么能主人的生长发育与生殖？

13. 何谓肾主水？肾为何能主水？

14. 何谓肾主纳气？肾主纳气对呼吸有何重要影响？

15. 试述五脏与肢体官窍、五志、五液等的生理、病理联系。

16. 五脏各自的生理特性如何？

【问题解答】

1. 简述心的生理功能。

答：心的生理功能主要有：

（1）主血脉：主血脉有两层含义，一是主血，二是主脉。"主血"，是指心脏具有推动血液在脉内循行以及化生血的功能。"主脉"，是指心脏具有保持脉道通利的作用。心主血脉的功能，主要依赖心气的充足。

（2）主神志：心具有调节和控制人的精神、意识、思维活动的功能。心主的气血是神志活动的物质基础，心是神志活动产生的主要场所。心之气血旺盛，血脉畅通而充盈，神有所舍，则神志清晰，反应灵敏，记忆力强健。

2. 从生理病理两方面谈谈心的在体、在窍。

答：心在体合脉，其华在面，在窍为舌。体，即形体,形体与内在脏腑相应。心合脉,即是指全身的血脉都归属于心。心推动血液在脉道内循行,故血脉的充盈、脉搏的跳动是否有力均可反映心之功能的盛衰。其华在面,是指心的精气上通于面,其精气的盛衰,可以显露于面部的色泽变化上。故望面色常作为心脏气血盛衰的重要标志。心之气血充盛,则面色红润光泽,脉搏和缓有力,故曰:"在体合脉,其华在面。"反之,若心气不足,心血衰少,脉道不充,则脉虚细无力,面色苍白无华,晦滞无泽,如血瘀则可见面色青紫。

心在窍为舌,是指舌为心之外候。心之经脉上通于舌,故舌主司味觉和表达语言。心的功能正常,则舌体红活荣润,柔软灵活,味觉灵敏,语言流利。若心有病变,通过经络相传,可从舌上表现出来。如心火上炎,可见舌尖红或舌体生疮糜烂;心之阳气不足,可见舌质淡白胖嫩;热入心包或痰迷心窍,则可见舌强语謇。故舌的变化,往往可以反映心的病变,而舌的病变,多从心治疗。

3. 如何理解"血汗同源"的临床意义?

答:血汗同源的理论具有重要的临床意义。在病理上,出汗过多,易耗伤心血,可见心慌、心悸;汗多不仅伤津耗血,也会进一步耗伤心气,甚至导致亡阳之变。反之,心的病变中心气虚或心血不足,又可引起病理性的出汗。例如心气虚的自汗症,心血、心阴不足的盗汗症等。

因此,对于失血患者,不宜采用汗法,以防进一步耗伤血液;对于多汗夺津或津液大伤的患者,不宜再用破血、逐血之法,以防进一步耗津。正如古代医家告诫所说:"衄家不可发汗","亡血家不可发汗","夺血者无汗;夺汗者无血"。

4. 简述肺的生理功能。

答:肺的生理功能主要概括为四方面:

(1)主气、司呼吸:肺主气包括主一身之气和主呼吸之气。"肺主一身之气",具体可表现在两方面:首先表现在气的生成方面。特别是宗气的生成。其次,表现在对全身气机的调节方面。

(2)主宣发和肃降:"宣发",是肺气向上的升宣和向外的布散。"肃降",是肺气向下的通降和肃清气道异物的作用。

(3)通调水道:肺的通调水道功能,是指肺的宣发和肃降对体内水液的输布、排泄起疏通调节作用,即肺的宣发和肃降作用在水液代谢中的体现。

(4)朝百脉,主治节:朝百脉主要是指全身的气血都要通过经脉而聚会于肺,通过肺的呼吸进行气体交换,吐故纳新,然后输布于全身。其次是指肺主呼吸对全身气机具有调节作用。主治节,是指肺对全身具有治理和调节作用。

5. 如何理解"诸气者,皆属于肺"?

答:"诸气者,皆属于肺"语出《素问·五脏生成》篇,主要强调肺在气的生成和对气机调控方面的作用,尤其是对宗气生成的影响。宗气不足,可出现全身气虚的症状。其次,肺有节律的呼吸运动,调节着全身之气的升降出入运动,并使体内外气体得以交换,保证了人体新陈代谢的正常进行。所以"诸气者,皆属于肺",是对肺主一身之气功能的高度概括。

6. 如何理解肺的宣发与肃降?

答:"宣发",是肺气向上的升宣和向外的布散。肺的宣发功能主要体现在三方面,一是排出体内的浊气;二是将脾胃所转输的津液和水谷精微布散周身,外达皮毛;三是宣发卫气,调节腠理之开合,将代谢后的水液变化为汗,排出体外。如肺气不宣,则可出现呼吸困难、喘咳、无汗、水肿等症状。

"肃降",是肺气向下的通降和肃清气道异物的作用。肺的肃降作用也可体现于三方面:一是吸入大自然的清气;二是将清气、津液和水谷精微向下布散。三是肃清肺脏及呼吸道的异物。如肺的肃降功能失常,可出现咳喘、胸闷、尿少、水肿等症状。

肺的宣发肃降功能是相反相成的,在生理方面相互依存、相互制约,在病理方面则相互影响,互为因果。

7. 肺是通过哪些环节起到通调水道作用的?

答:肺的通调水道功能,是指肺的宣发和肃降对体内水液的输布、排泄起疏通调节的作用。宣发的作用主要是把水谷精微向体表输送,并促进代谢后的水液排出体外;肃降的作用主要是把代谢后的水液下降于肾,经过肾与膀胱的气化作用,变为尿液排出体外。肺的宣降功能,在人体水液代谢中起着十分重要的作用。因位居上焦,在整个三焦水道中处于最高位,故被称为"水之上源"。如肺的宣降功能失常,则水道不通,影响水液代谢,可见尿少、水肿、无汗等病症。治疗常用宣降肺气之法。

8. 怎样理解肺朝百脉,主治节?

答:肺朝百脉主要是指全身的气血都要通过经脉而聚会于肺,通过肺的呼吸进行气体交换,吐故纳新,然后输布于全身。其次是指肺主呼吸对全身气机具有调节作用。例如,气行则血行,故肺气具有助心行血的作用。主治节,是指肺对全身具有治理和调节作用。主要体现在四方面:一是保证呼吸运动的节律;二是随着呼吸运动,治理和调节全身的气机;三是助心行血;四是通过肺的宣降作用,治理和调节津液的输布和排泄。可见,肺的主治节作用是对肺的诸项生理功能的高度概括。

9. 肺与皮毛在生理方面有何联系？有何实际意义？

答：皮毛,包括皮肤、汗腺、毫毛等组织,为一身之表,具有抵御外邪,保卫机体,以及排汗的生理功能。而皮毛的功能正常与肺的生理活动有关。故《素问·五脏生成》说:"肺之合皮也,其荣毛也。"具体体现在：

（1）肺通过宣发作用,使卫气、津液、水谷精微,输布于皮毛,维持皮毛的正常营养,使皮肤致密,毫毛光泽,有抵抗外邪的能力。

（2）皮毛宣散肺气,助肺维持呼吸平稳。中医学把汗孔称为气门,即气体出入之门,随着肺的宣发和肃降作用,气门辅助肺脏进行着气体交换。

（3）肺主宣发,把津液宣发布散于体表,并促使代谢后水液由汗孔排出体外。肺与皮毛功能正常,则排汗正常。

肺与皮毛相合的理论,具有指导临床实践的意义。肺气虚,宣发卫气和输精于皮毛的功能减弱,则卫外功能不足,多易出汗和易患外感,或皮毛憔悴枯槁。皮毛病变,常从肺治疗。而皮毛又是邪气伤人,并进一步伤肺的途径。外邪侵犯皮毛,使腠理闭塞,肺气失宣,则发咳喘;汗孔不开,水液不能顺利排泄,则发水肿。

10. 何谓脾主运化? 为何说脾为后天之本、气血生化之源?

答:运,即转运、运输;化,是消化、生化。脾主运化,是指脾具有把饮食水谷转化为精微物质,并将其转输至全身的生理功能。脾的运化功能,包括运化水谷和运化水液两方面。"后天",是指人出生后的整个生命过程,包括生、长、壮、老、已几个阶段。脾为后天之本这一理论,主要从以下三方面来理解。

(1)脾主运化,化生精微物质:人出生后,饮食水谷是机体所需营养的主要来源,是生命的根本。而饮食物的消化,水谷精微的吸收和布散,主要依赖于脾的运化功能。

(2)后天养先天,使元气不竭:元气包括元阴和元阳之气。虽然与先天禀赋有关,但亦赖于后天水谷精微不断的供养,才不致乏竭。

(3)化生气血,滋养濡润全身:脾为气血生化之源。各种饮食物经脾(胃)消化吸收而化生为精微物质(营气和津液等),是生成血的物质原料。由此,脾气健运,血有化源,则血液充足,才能发挥其奉养五脏六腑、四肢百骸、皮毛肌腠的作用。若脾虚水谷不化,则血之化源乏竭,即可形成脾虚血亏病症,并可进一步影响全身各脏腑组织器官的生理活动,导致种种病变。

11. 脾气主升有何重要生理病理意义?

答:脾气主升,是指脾气的功能以上升为其特点。具体包括两方面:一是升清。"清",此指水谷精微等营养物质。升清,指向上布散精微物质的功能。水谷精微等营养物质经胃肠吸收后,在脾的作用下,可上输于心肺及头目,以滋养清窍,并通过心肺的作用进一步营养全身。若脾气虚损,升清功能减退,水谷精微不能上升布散,清窍失于水谷精微的滋养,则可出现神疲乏力、头目眩晕、腹胀泄泻等病症。二是升提。是指脾可使内脏的正常位置维持相对稳定的作用。位于胸、腹腔的内脏,能保持其位置的相对恒定,有赖于脾气主升的作用。此外支持固定这些脏器的肌肉、韧带、筋膜,也需脾运化的水谷精微的充养,才能强劲有力。如果脾虚升举提摄功能减退,重者中气下陷,则可引发内脏下垂,如胃下垂、肾下垂和子宫脱垂等,亦可发为久泄脱肛等病证,中医学称之为"中气下陷证",可用益气升提的方法治疗。

12. 脾在体合肌肉、主四肢的意义何在?

答:脾主肌肉,是指脾能维持肌肉的正常功能而言。脾运化水谷精微和津液,为气血生化之源,脾又通过输布作用将各种营养物质布散到肌肉中去,以供应肌肉所需之营养,使肌肉发达丰满,壮实有力,功能健全。如脾的运化功能失职,精微物质的生成和输布能力下降,气血无可化生,肌肉失其营养,则逐渐瘦削、无力,甚则痿废不用。四肢又称四末,同样需要脾胃运化的水谷精微来濡养,以维持其正常的生理活动。因此,脾气健运与否,不但与肌肉有关,也与四肢活动有关。临床上,对一些慢性病,特别是消化系统的慢性疾患,身体逐渐消瘦者,大多根据"脾主肌肉""主四肢"之理论,从健脾益气入手治疗,常可收到满意的效果。由此证明脾与肌肉、四肢密切关联。

13. 何谓肝主疏泄? 肝主疏泄主要表现在哪些方面?

答:肝主疏泄,是指肝对全身气机具有疏通、条达、宣泄、调畅等综合生理功能。具体包括五方面:

(1)调畅气机:肝的疏泄功能,对气的升降出入运动有疏通调节作用。肝的疏泄功能正常,则人体气机调畅,气血和调,经脉通利,各脏腑组织器官的功能正常、协调。

(2)促进血液运行和水液代谢:肝主疏泄,调畅气机,气的运行通利,则血行通畅和利而不会郁滞。

(3)促进脾胃运化:一是肝主疏泄,调畅气机,从而协调和促进脾胃之气的正常升降;脾升胃降,则消化正常。二是肝主疏泄,促进胆汁的生成和排泄。肝主疏泄,疏通畅达气机,有利于胆汁的分泌和排泄,从而达到助消化的目的。

(4) 调畅情志:情志活动,不仅由心所主,与肝也有极密切的关系。肝主疏泄,调畅气机,气血和调,则心情开朗,情绪稳定。若肝失疏泄,气机不调,可出现精神情志活动异常。

(5) 促进男精女血的排泄:女子的月经来潮与男子的排精等,与肝气的疏泄功能有密切的关系。

14. 肝藏血有何生理、病理意义?

答:肝藏血,是指肝具有贮藏血液和调节血量的功能。这一功能的生理意义是:① 肝内贮存一定的血量,以制约肝阳的升腾。② 有防止出血的作用。这一功能对维持人体血液正常循行是至关重要的。③ 随机体活动量的增减、情绪的变化等,调节和分配人体各部分的血量。故王冰说:"人动则血运于诸经,人卧则血归于肝。"④ 肝藏血,血舍魂,肝血充足则神魂安藏。血是神志活动的物质基础,故肝藏血。保证血量充沛,是人体精神情志活动正常的一个极为重要的条件。如果肝藏血功能失常,可引起多种病理反映。如肝血虚少,血不养目可见目暗昏花、两目干涩、夜盲;血不养筋,可见筋脉拘急、麻木、屈伸不利甚或抽搐;血海空虚,还可见妇女月经量少,甚或经闭。肝不藏血,则可见呕血、衄血及崩漏等。

15. 何谓精? 肾为什么能主管人的生长发育与生殖?

答:精,是构成人体和维持人体生命活动的基本物质。从来源上来分,有来源于父母的"先天之精"和来源于脾胃的"后天之精"。先后天之精相互依存,相互为用,并同藏之于肾。肾中精气是人体生长、发育与生殖的基础。幼年时期,肾中精气开始充盛,故齿更发长;青壮年期,肾中精气更加充盛,化生"天癸",出现"月事以时下"和排精现象,具有生殖能力;到了老年,肾中精气渐衰,形体衰老,齿脱发落,并失去生殖能力。若肾藏精的功能失常,就会出现生长发育和生殖方面的异常。在小儿,可见生长发育缓慢,智力低下;在成人叫见早衰,齿发早落,以及男子阳痿、精少,女子不孕等生殖方面的病症。

16. 何谓肾主纳气? 肾主纳气对呼吸有何重要影响?

答:肾主纳气,是指肾具有摄纳肺所吸入的清气,使呼吸保持深沉、平稳的重要作用。肺吸入之清气,必须下纳于肾,才能达到气体交换的目的。这一功能实际上是肾的封藏、固摄作用在呼吸运动中的体现。若肾主纳气功能减退,可见呼吸表浅、急促、喘息、呼多吸少等症状。

【选择题举例】

1. 肺的"通调水道"作用指的是:

A. 肺的宣发对体内水液的疏通和调节作用

B. 肺的肃降作用使水液不断向下输送

C. 肺的宣发和肃降对体内水液代谢起疏通和调节作用

D. 肺肾的共同作用使水液化为尿,排出体外

E. 肺通过主一身之气,从而达到气行则水行的作用

【答案】 C

【答题要点分析】 肺在调节水液代谢方面发挥着重要作用,主要通过宣发和肃降作用来实现。肺宣发和肃降对体内水液的输布、运行和排泄起着疏通和调节作用,故应选择 C。

2. **肾为气之根,主要指的是:**

A. 为五脏阳气的根本

B. 主水液的蒸腾气化作用

C. 主膀胱的气化开合作用

D. 摄纳肺吸入清气的功能

E. 为一身气化功能的根本

【答案】D

【答题要点分析】肺主呼气,肾主纳气,肺的呼吸功能需要肾的纳气作用来协助。肾气充盛,吸入之气方能经肺之肃降而下纳于肾,故有"肺为气之主,肾为气之根"之说,故应选择D。

3. "天癸至,任脉通,太冲脉盛"的生理基础是:

A. 肺朝百脉的功能正常

B. 肝的阴血充足

C. 肾的精气充盛

D. 心主血脉的功能正常

E. 脾的运化功能正常

【答案】C

【答题要点分析】肾主藏精主生殖;天癸,是肾精肾气充盈到一定程度时体内出现的一种精微物质,有促进生殖器官发育成熟、女子月经来潮及排卵、男子精气溢泻,故应选择C。

4. "脾气散精,上归于肺"所反映的生理功能是:

A. 脾阳主升   B. 脾主运化   C. 脾主运输

D. 脾主升清   E. 脾统血脉

【答案】D

【答题要点分析】脾主运化,是指脾具有对饮食物进行消化、吸收,并将其精微和水液传输至心肺而输布全身的功能。脾阳主升与"胃气主降"一起是解释脾胃在气机调畅中的作用。脾主运输的范围较广,指水谷精微的输布。而脾主升清仅指精微的上输于肺,因此最精确,故应选择 D。

第二节　六　腑

【重点提示】

六腑,即胆、胃、小肠、大肠、三焦、膀胱的合称。腑,古又作府,有府库之意,意即与饮食物的消化、吸收、排泄及水液代谢密切相关,故称"六腑"。六腑的共同生理功能是传化饮食物,具有"泻而不藏"的生理特点,故称"六腑以通为用"。

饮食物的消化吸收是一个复杂的生理过程,是多个脏腑协同作用的结果。胆的功能是贮藏和排泄胆汁,以助消化,称为"中精之府"。胆还主决断,与人体精神活动有关;胃主受纳和腐熟水谷,称为"水谷之海"。中医亦常把人体的消化功能概括为"胃气"。胃的生理特点是主降,以降为和;小肠的主要生理功能是分别清浊,与大小便的排泄有关;大肠的主要生理功能是传导糟粕;膀胱主贮尿和排尿,参与人体的水液代谢;三焦能主持诸气,总司全身的气机和气化,为元气及水液运行的通路。

《素问·五脏别论》说:"六腑者传化物而不藏,故实而不能满也。所以然者,水谷入口,则胃实而肠虚;食下,则肠实而胃虚。"这里明确指出了六腑的功能是以传化水谷,排泄糟粕为主,应该虚实交替,不能经常充满而不排泄。如胆汁的生成排泄,饮食物的传导,大小便的排泄,无不反映着六腑的这一生理特点,后世医家将此理论概括为"六腑以通为用,以降为顺。"这一理论,对中医临床具有较大的指导意义。近年来中西医结合治疗急腹症,运用"六腑以通为用"的理论,采用清热解毒,通腑泄热等方法进行保守治疗,取得了明显的疗效,使很多患者避免了手术的痛苦及后遗症。应该指出,"六腑以通为用"的理论,只是针对六腑的功能特点而言,实际上,六腑的通降太过与不及,亦均属于病态。六腑与五脏之间存在着脏腑阴阳表里相合的内在联系。

【释难解疑】

1. 胆主决断的含义。

胆的生理功能与人体情志活动密切相关,主要表现为对事物的决断及勇怯方面。《素问·灵兰秘典论》说:"胆者,中正之官,决断出焉。"胆主决断,与肝主疏泄密切相关,肝主谋虑,胆主决断,是一个思维过程的两个阶段,肝胆相济,共同调节人体的精神情志活动。如肝失疏泄或胆气不足,则可见决断无能、多疑善虑、善恐易惊等病症。若胆的功能失常,则会出现情志方面的变化。如胆火过盛,则见口苦、烦躁易怒、胁痛等。治宜清泄肝胆。临床若见口苦、呕逆、心烦不寐、惊悸不宁等症,中医往往诊为胆虚痰扰,从肝胆论治。

2. 胃气的含义。

"胃气"这一术语,在中医学中应用十分广泛,但含义却不尽相同,概括而言,"胃气"有广义和狭义之分。狭义的"胃气",就是专指胃主受纳、腐熟和主通降的生理功能。临床上常用的"胃气以降为顺""胃气上逆""胃气不降"等术语即指此。广义的胃气,则多指中焦脾胃的共同作用,包括了整个消化系统的生理功能。由于脾胃有消化饮食、摄取水谷精微以营养全身的重要作用,为人体气血生化之源,所以称脾胃为"后天之本"。因此,"胃气"的强弱,直接影响到全身脏腑组织器官的生理活动,故又有"人以胃气为本"的说法,有"胃气"的脉,指下是和缓有力,不快不慢。

3. 如何理解小肠主液及"利小便以实大便"?

小肠在吸收水谷精微的同时,也吸收了大量的水液,故有"小肠主液"之说。小肠的生理功能正常,则饮食物得以充分的消化吸收,清浊各走其道。病理上,如小肠的泌别清浊功能失常,不仅可引起消化吸收功能障碍,出现腹胀、腹痛、消化不良等症,还可导致二便排泄的异常改变,如大便稀薄、小便短少等症。对于这类腹泻患者,中医多采用"分利"方法,即"利小便以实大便",使浊水残渣各走其道,则腹泻自止。

4. 三焦的概念内涵。

三焦是藏象学说中一个特有名称。三焦是上、中、下三焦的合称,为六腑之一。对三焦的解剖形态的认识,历史上有"有名无形"和"有名有形"之争。即使有形论者,对三焦实质的争论,至今尚无统一看法。但对三焦生理功能的认识,基本是一致的。

5. 如何正确理解三焦为"孤腑","有名而无形"?

三焦为六腑之一,有些学者认为其在脏腑中最大,又与五脏没有直接的阴阳表里关系,故又称之为"孤腑"。

对三焦所在部位和具体形态,在中医学术上颇多争议,直至现代,亦未取得统一认识。有名无形说是其中一种。这种观点,始于《难经》,认为三焦只有名称,而无实质性的脏器。如《难经·三十八难》说:"脏唯有五、腑独有六者,何也?然,所以腑有六者,谓三焦也。有原气之别焉,主持诸气有名而无形。"《难经·二十五难》亦说:"心主与三焦为表里,俱有名而无形。"其后,孙思邈著《千金要方》、李梴著《医学入门》等,亦宗此说。

【词句记忆】

1. 六腑以通为用。

2. 六腑以通为补。

3. 大肠主津,小肠主液。

4. 三焦者,决渎之官,水道出焉。

5. 心主与三焦为表里,俱有名而无形。

6. 胆者,中正之官,决断出焉。

7. 上焦如雾,中焦如沤,下焦如渎。

8. 人以胃气为本。

9. 利小便以实大便。

10. 胃以降为和。

11. 胃为"水谷之海"。

12. 呕苦知邪在胆,吐酸识火入肝。

13. 凡十一脏,取决于胆也。

14. 上下交通,其枢在胃。

15. 胃不和则卧不安。

16. 小肠者,受盛之官,化物出焉。

17. 三焦者,原气之别使也。

【思考题】

1. 六腑有何生理特性?

2. 胆的主要生理功能有哪些?

3. 为什么说胃为水谷之海? 中医治病为何要保胃气?

4. 如何理解胃气主降的生理特点?

5. 怎样理解小肠泌别清浊的生理功能?

6. 膀胱的生理功能如何? 与肾有何内在联系?

7. 三焦的主要生理功能如何? 各自的生理特点有哪些?

【问题解答】

1. 何谓"七冲门"? 七冲门是指哪些部位?

答: 七冲门是消化系中 7 个重要的关口。饮食物自进入体内至排出体外,经过六腑中的胃、小肠、大肠,以及入口的唇齿和出口的肛门等,这些部位都是消化道非常重要的关口。"七冲门"一词,首见于《难经》,指的部位是:

(1) 飞门: 指口唇,像门扇一样自由开合。

(2) 户门: 指牙齿,食物入口,必经牙齿之咀嚼。

(3) 吸门: 会厌,是食管与气管的相会处。

(4) 贲门: 胃之上口。

（5）幽门：太仓下口，即胃的下口，小肠的上口。

（6）阑门：指小肠下口与大肠上口相接之处。

（7）魄门：下极为魄门，指消化道的末端，即肛门。

饮食物在其消化排泄过程中，要通过7个关键部位，称为"七冲门"。如《难经·四十四难》说："七冲门何在？唇为飞门，齿为户门，会厌为吸门，胃为贲门，太仓下口为幽门，大肠小肠会为阑门，下极为魄门，故曰七冲门也。"从中医"七冲门"的理论可以看出，中医不仅对消化道做过比较详尽的解剖观察，而且对其生理功能也进行了较为准确的概括。由于"七冲门"为消化道的关键部位，故其发生病变时，常会明显引起饮食物的消化吸收障碍。

2. 胆的主要生理功能有哪些？

答：胆为六腑之一，又属奇恒之腑，其生理功能主要有两方面：

（1）贮藏和排泄胆汁。胆汁的化生和排泄，由肝的疏泄功能控制和调节。肝的疏泄功能正常，则胆汁的生成与排泄也就正常，脾胃的运化功能也就旺盛。反之，若肝脏发生病变，影响胆汁的生成与排泄，必然导致消化功能异常，可见口苦、厌食、恶心、呕吐黄绿色苦水。如胆汁外溢还可形成黄疸病症。

（2）主决断。胆主决断，与精神情志活动有关。胆的这一功能也与肝有密切联系,肝主谋虑,胆主决断,是一个思维过程的两个阶段,肝胆相济,共同调节人体的精神情志活动。如肝失疏泄或胆气不足,则可见决断无能、多疑善虑、善恐易惊等病症。

3. 为何胆既属六腑,又属奇恒之腑?

答:人体的内脏,主要分为三类,即五脏、六腑、奇恒之腑。而胆既属六腑,又属奇恒之腑。其原因如下。

(1)胆属六腑之一。六腑,即胆、胃、小肠、大肠、膀胱和三焦。① 它们共同的生理特点是主受盛和传化水谷,即将饮食物腐熟消化,传化糟粕。胆贮藏胆汁,与其他五腑配合,共同维持消化功能,故属六腑之一。② 按阴阳五行配属关系,五脏属阴主里,六腑属阳主表,五脏六腑一阴一阳、一表一里互相配合,构成表里关系。胆与肝相合,生理方面互相协调,病理方面互相影响。这是胆属六腑的第二个原因。③ 因胆为中空囊性器官,在形态方面与其他腑相同,故胆属六腑之一,这是第三个原因。

(2)胆属奇恒之腑之一。奇恒之腑,即脑、髓、骨、脉、胆、女子胞。① 其共同生理特点是藏蓄阴精,和五脏一样主贮藏而不主输泻,不同于六腑传化水谷而不藏;胆不直接接受水谷,无传导糟粕和其他代谢废物的功能,而所藏胆汁为清净之液。②"胆者,中正之官,决断出焉",能对事物果断地作出判断和决定,说明胆与情志活动有关,上述之点都与脏相似。因此,胆又属奇恒之腑。

4. 简述胃的生理功能。

答:胃的主要生理功能是受纳与腐熟水谷,胃以降为和。

(1) 主受纳、腐熟水谷。受纳,即接受和容纳;腐熟,即对饮食物进行初步消化作用,使之成为食糜。由于饮食进入体内,首先由胃受纳之,故称胃为"水谷之海"。容纳于胃中的水谷,经过胃的腐熟,并和脾的运化功能配合,以化生气血津液,供养全身。

(2) 主通降,以降为和。经过胃的腐熟作用后,食糜必须下行进入小肠,进一步消化吸收。所以胃主通降,胃气降则饮食物下行,消化才能正常。另外,胃的通降作用还包括小肠将饮食物残渣下输于大肠,以及大肠传化糟粕的功能。如果胃病,则受纳、腐熟和通降功能失常,则可见胃脘胀满、恶心呕吐、大便不调等症状。

5. 试述小肠的生理功能。

答:(1) 受盛和化物。"受盛",即接受,以器盛物的意思。进入人体之饮食物,经过胃的初步消化后,成为食糜。在胃气主降的作用下,通过幽门下降于如同饮食物盛器的小肠,停留一段时间作进一步的消化和吸收。

"化物"是将进一步消化后的食糜化为精微。故《素问·灵兰秘典论》说:"小肠者,受盛之官,化物出焉。"

(2)泌别清浊。"泌别",即分别之意;"清",指各种精微物质。"浊"指食物残渣、糟粕。小肠的泌别清浊功能,主要体现在:① 将经过消化后的饮食物,分成水谷精微和食物残渣两部分。② 将水谷精微吸收,食物残渣向大肠输送。③ 在吸收水谷精微的同时也吸收大量的水液。所以说"小肠主液"。如小肠有病,清浊不分,并走大肠,可见腹泻、小便短少。中医临床对于这种腹泻,常采用"利小便,即所以实大便"的方法治疗,意在恢复小肠泌别清浊的功能。

6. 试述三焦的生理功能。

答:三焦为六腑之一。其生理功能从整体方面来说:三焦是气的通道,通行元气,又是气化的场所,主持诸气,总司人体的气机和气化。元气根源于下焦,发源于肾,由先天所化生。元气生成后,必须借助三焦之道路,布散通达周身,从而激发、推动各脏器组织的功能活动。此外,三焦有疏通水道、运行水液的作用,是水液升降的道路,属于调节水液代谢的器官之一。三焦的功能正常,则水道通利,水液的运行正常。就局部来说:三焦包括上焦、中焦和下焦,各自的生理功能是:① 上焦如雾:上焦主要是心肺两脏,主开发、宣化、敷布水谷精微和卫气至全身,发挥润养作用,就像自然界雾露滋养大地一样,所以说"上焦如雾"。② 中焦如沤:中焦主要包括脾、胃的整个受纳运化功能,主受纳,腐熟,消化饮食物,化生精微,并将其布散全身。中焦脾胃消磨饮食物的状态,就像热天久浸发酵一样,泌糟粕,蒸津液,化其精微,所以说"中焦如沤"。③ 下焦如渎:下焦主要有小肠、大肠、膀胱和肝、肾等脏腑,主排泄糟粕和尿液。这种状态就像水沟流水一样,向外排泄糟粕,故以"下焦如渎"来概括下焦的生理功能。

【选择题举例】

1. 六腑中的孤腑指的是:

A. 胆   B. 胃   C. 三焦

D. 膀胱   E. 小肠

【答案】C。

【答题要点分析】三焦是分布于胸腹腔的一个大腑,在人体脏腑中,唯它最大,故有孤腑之称,所以答案应是C。

2. 下列选项中,与胆汁的生成相关的是:

A. 肝之余气   B. 肺之宗气   C. 心之营气

D. 脾胃之精气   E. 肾之精气

【答案】A

【答题要点分析】胆与肝相连,胆附于肝叶之间,胆汁是由肝之余气积聚而成。《东医宝鉴》云:"肝之余气,溢入于胆,聚而成精。"故应选择 A。

3. 六腑"以降为顺,以通为用"的理论基础是:

A. 六腑的形体特点为空腔器官

B. 六腑都是接受饮食物的受盛器官

C. 六腑都不是储藏精气的器官

D. 六腑是受盛水谷又传化糟粕的器官

E. 六腑从形态上都是不对称的器官

【答案】D

【答题要点分析】六腑的共同的生理特点是受盛水谷和传化糟粕,因而其气具有通降下行的特性。每一腑都必须适时排空其内容物,才能保持六腑通畅,功能协调,故有六腑"以降为顺,以通为用"之说,故应选择 D。

4. "中焦如沤"比喻的是:

A. 胃主受纳的功能状态

B. 脾气散精的功能状态

C. 小肠泌别清浊的功能状态

D. 消化过程中腐熟水谷的状态

E. 大肠传化糟粕的功能状态

【答案】D

【答题要点分析】中焦：是指膈以下、脐以上的上腹部，包括脾胃和肝胆等脏腑；生理功能特点为脾胃的整个运化功能，即中焦是"泌糟粕，蒸津液"，"升降之枢"，"气血生化之源"，故《灵枢经》将中焦的生理特点概括为"中焦如沤"，故应选择 D。

第三节　奇恒之腑

【重点提示】

奇恒之腑，指脑、髓、骨、脉、胆、女子胞 6 个脏器组织。六者，在形态上多为中空器官，因而类腑，但功能上多贮藏人体精气而同于五脏，故称之为奇恒之腑。

奇恒之腑是脏腑系统的重要组成部分。脑为髓之海，与感觉和运动关系密切；髓有骨髓与脑髓之分，主要为肾精所化，具有养骨、充脑、化血等功能；骨为人体的支架，具有支撑人体、保护脏器、参与运动之功能；脉为血之府，具有通行气血，联络周身的功能。女子胞具有排泄月经、孕育胎儿的功能，与肝肾等脏及冲任两脉关系密切。

奇恒之腑中的胆又属六腑，这是因为胆虽为中空器官，但又贮藏精汁，有别于传化水谷的其他五腑，故为奇恒之腑。

【释难解疑】

1. 脑的生理功能及其与"五脏藏神"的关系。

脑居颅内,由髓汇聚而成。其功能可概括为两方面:① 脑为"精明之府"与人体精神活动有关。因此,脑髓充盈,功能正常则精神饱满,反应敏锐,意识清晰,记忆力强。反之,若脑有病变,神志活动必受影响,可见反应迟钝、思维混乱,甚则呆傻等症。② 与人之感觉功能有关。脑、耳、目、鼻等均在头部,人的视、听等感觉功能均与脑的功能活动有关。正如王清任所说:"两耳通脑,所听之声归脑;两目系如线长于脑,所见之物归脑;鼻通于脑,所闻香臭归脑。"若脑有病变功能失常,则可见耳为之苦鸣,头为之苦倾,目为之苦眩等感觉功能的异常。应当指出,虽然历代医家对脑的功能早已有较明确认识,但中医学在以五脏为中心的整体观指导下,仍将脑的功能分属于五脏,特别是与心、肝、肾关系更为密切。这是由于脑的生理活动要依赖于心血、肾精的充养和肝的疏泄作用。所以,这三脏功能正常与否,对脑的影响最为明显,三者中又以心肾为最重要。

2. 女子胞的功能及其与五脏、经脉的联系。

女子胞又称胞宫,即子宫。其生理功能是发生月经和孕育胎儿。女子胞的生理功能与两方面因素有关:

(1)经脉方面,与冲、任两脉相关。冲、任两脉皆起于胞中。冲为血海,能调节十二经气血;任主胞胎,为阴脉之海。十二经气血充盈,溢入于冲、任两脉,经此两脉调节,下注胞宫,发为月经。同时冲、任两脉又受天癸的调节,若气血衰少,则月经紊乱,以至于闭经,并失去孕育能力。

(2)五脏方面,与心、肝、脾、肾四脏的功能密切相关:肾中精气化生天癸,具有促进性腺发育而至成熟的生理效应。天癸至,则月经按时而下,具有生殖能力;天癸竭,则月经闭止,失去生殖能力。心主血,肝藏血、主疏泄,脾统血又为气血生化之源,三脏对血液的生成与运行均有调节作用。因此,四脏的生理功能与排泄月经和孕育胎儿皆有关,功能正常则月经正常,能孕育胎儿。四脏有病,行血、藏血、生血统血的功能失常,导致月经失调或孕育胎儿失常。例如,月经量少或过多,周期延长或经闭,或不孕等,临床上多有所见。

【词句记忆】

1. 脑为元神之府。

2. 头为精明之府。

3. 脑为髓海。

4. 脉为血府。

5. 髓者,骨之充。

6. 诸髓者,皆属于脑。

【思考题】

1. 脑的生理功能有哪些？藏象学说是怎样看待心与脑之间的关系的？

2. 女子胞的主要生理功能有哪些？其与心肝脾肾及冲任两脉的关系如何？

【问题解答】

1. 脑的生理功能有哪些？藏象学说是怎样看待心与脑之间的关系的？

答：脑的功能可概括为两方面：① 脑为"精明之府"与人体精神活动有关。因此，脑髓充盈，功能正常则精神饱满，反应敏锐，意识清晰，记忆力强。反之，若脑有病变，神志活动必受影响，可见反应迟钝、思维混乱，甚则呆傻等症。② 与人之感觉功能有关。脑、耳、目、鼻等均在头部，人的视、听等感觉功能均与脑的功能活动有关。正如王清任所说："两耳通脑，所听之声归脑；两目系如线长于脑，所见之物归脑；鼻通于脑，所闻香臭归于脑。"若脑有病变功能失常，则可见耳为之苦鸣，头为之苦倾，目为之苦眩等感觉功能的异常。应当指出，虽然历代医家对脑的功能早已有较明确认识，但中医学在以五脏为中心的整体观指导下，仍将脑的功能分属于五脏，特别是与心、肝、肾关系更为密切。这是由于脑的生理活动要依赖于心血、肾精的充养和肝的疏泄作用。所以,这三脏功能正常与否,对脑的影响最为明显,三者中又以心肾为最重要。

2. 女子胞的主要生理功能有哪些? 其与心肝脾肾及冲任两脉的关系如何?

答:女子胞的主要生理功能包括主管月经和孕育胎儿。女子胞与肾脏及冲、任脉的关系最为密切。人的生殖功能由肾的精气所主,而冲、任两脉同起于胞中,"冲为血海","任主胞胎"。故当肾中精气充盛,冲、任两脉气血充足之时,月经才能正常,并具有生殖和养育胞胎的作用。如果肾的精气虚衰,冲、任两脉气血不足,即会出现月经不调、经闭或不孕等病证。此外,因为月经的正常来潮与胎儿的孕育,都有赖于血液的濡养,而心能主血、肝能藏血、脾主统血又能生血,故胞宫与心、肝、脾三脏亦密切相关。

【选择题举例】

1.《素问·脉要精微论》所说的"精明之府"指的是:

A. 肝　　　　B. 胆　　　　C. 命门

D. 心　　　　E. 脑

【答案】E

【答题要点分析】《素问·脉要精微论》说:"头者,

精明之府。"故此题应选 E。注意此题易误选 B，"胆者，
中精之府"，即胆是中空贮藏胆汁(精汁)的腑，不应与精
明之府相混淆。

2. 下列选项中，与女子胞的生理功能最密切的是:

A. 心、肝、脾、胃、冲脉、督脉

B. 心、肺、肾、胃、阳明脉、带脉

C. 心、肝、肾、胃、冲脉、任脉

D. 心、肝、脾、肾、冲脉、任脉

E. 心、肝、肾、冲脉、带脉、督脉

【答案】D

【答题要点分析】女子胞主持月经和孕育胎儿，而
月经的产生是脏腑经脉气血及天癸作用于胞宫的结
果；其中心行血、肝藏血、脾统血正常以及肾精充足都与
气血的正常和天癸的生成有关。冲脉和任脉，均起于胞
中，冲为血海，任主胞胎。冲、任两脉的气血充盈，是胞
宫生理功能活动的基本物质基础。故应选择 D。

3. 髓海不足，可导致:

A. 脑转耳鸣　　B. 目无所见　　C. 懈怠安卧

D. 胫酸脚软　　E. 以上均可

【答案】E

【答题要点分析】肾主骨，生髓充脑，髓海不足乃肾
精不足引起。髓充于脑，两耳通于脑，髓海不足，故脑转

耳鸣;目乃五脏六腑之精上注而能视,肾精不足,故目无所见;脑主感觉运动,其不足故见感觉障碍、运动不能、懈怠安卧、胫酸脚软。故应选择 E。

<hr>

第四节 脏腑之间的关系

【重点提示】

人体是一个有机的统一整体,它以五脏为中心,联络六腑、奇恒之腑、五官九窍、皮毛筋肉等组织,组成人体五大功能活动系统。构成人体的各脏腑组织器官在组织结构上不可分割,并通过经络相互沟通,互为表里,在生理上相互联系,病变时互相影响。

脏腑之间的关系主要体现在呼吸、饮食物消化吸收与排泄、血液的生成运行、水液代谢等方面。同时,也通过阴阳、五行等方面构成内在联系。深入理解和掌握脏腑之间的关系对于指导中医临床辨证论治具有重要的理论意义。

【释难解疑】

1. 肝升肺降与气机调节的关系。

在气机调节的生理方面,肺位于膈上,主肃降应秋气,其气以下降为顺;肝位于下焦,主升发,应春气,其气以上升为顺。肝升肺降,相反相成,维持人体气机的调畅,所谓"肝升于左,肺降于右"。

在病理上,若肝失疏泄,气郁化火,或肝升太过,气火上逆,均可循经上行,灼伤肺津,导致肺清肃失常,出现胁痛易怒,干咳或痰中带血,此谓"木火刑金",或曰"肝火犯肺"。反之,肺失清肃,燥热下行,亦可影响至肝,导致肝失条达,疏泄不利,在咳嗽的同时,可兼见胸胁胀痛、急躁易怒等症。

【词句记忆】

1. 欲补心者,先实肾,使肾得升;欲补肾者,须宁心,使心得降。

2. 肺为五脏之天,脾为百骸之母,肾为性命之根。

3. 肝木由脾土而升,胆木由胃土而降。

4. 心肾相交、水火既济。

5. 乙癸同源、肝肾同源、精血同源。

6. 脾为生痰之源,肺为贮痰之器。

7. 脾宜升则健,胃宜降则和。

8. 脾喜燥恶湿,胃喜润恶燥。

9. 胃主受纳,脾主运化。

10. 脾能助肺益气。

11. 肺助心行血。

12. 肺主呼气,肾主纳气。

13. 肺为气之主,肾为气之根。

14. 动之于心者,神摇于上,精遗于下。

15. 神静则心火自降,欲断则肾水自升。

16. 土虚木必摇。

【思考题】

1. 心与肺、心与脾、心与肝有何联系?

2. 何谓心肾相交、水火既济?

3. 肺与脾肾的关系主要表现在哪几方面?

4. 肝与脾在消化方面有何内在联系?

5. 脾肾在先后天关系方面有何联系?

6. 怎样理解肝肾同源? 有何生理、病理意义?

7. 简要概括脏与腑之间的阴阳表里相合关系。

8. 人体饮食物的消化吸收及排泄与哪些脏腑密切相关? 这些脏腑各起何重要作用?

9. 怎样理解脾胃在饮食物消化吸收中的重要作用?

【问题解答】

1. 简述肺脾两脏之间的关系。

答:肺脾两脏之间的关系主要表现在气的生成和

水液代谢两方面：

（1）在气的生成方面：肺所吸入的清气与脾胃运化的水谷之气,是后天之气,是生成宗气的主要物质基础。故肺的呼吸功能和脾的运化功能直接与后天之气的盛衰相关。另外,肺与脾还相互资生。如肺之津气需要脾运化的水谷精微予以补充。因此,肺气的盛衰,在很大程度上取决于脾气的强弱,故有"脾能助肺益气"之说。而肺气的宣降具有促进水液代谢、助脾运湿的作用,对脾的运化是一个重要的辅助因素。若肺脾发生病变,则可相互影响,常可形成肺脾两虚证。例如,脾气虚损,失去对肺气的资助,导致肺气亦虚,出现纳少、腹胀、便溏、咳嗽、吐痰、气短、乏力等症。中医学对于这种由于脾虚而导致的肺气不足,叫作称作"土不生金"。同样,若肺气久虚,宣降功能失常,水湿痰饮停留,又可导致水湿困脾,使脾失健运。

（2）在水液代谢方面：脾主运化水湿,肺主宣发肃降、通调水道。两脏既分工又合作,在维持水液代谢平衡方面发挥着重要作用。脾肺在生理上密切配合,在病理上也相互影响。若脾虚水湿不运,聚而为饮,凝而为痰,痰饮阻肺,可使肺气不畅,出现胸闷、咳嗽、吐痰稀白量多,故有"脾为生痰之源,肺为贮痰之器"之说。同样,肺病日久,也可影响及脾,使脾运化水湿功能失常,水湿阻滞中焦,脾为湿困,运化功能失常。

2. 如何理解"脾为生痰之源,肺为贮痰之器"? 有何临床意义?

答:中医理论中,痰有广义和狭义之分。广义之痰泛指停于体内任何部位之痰,如脏腑、四肢、经络等,虽无形可见,但临床有"痰"证表现;狭义之痰主要指贮之于肺,咳之能出,听之有声之痰。

痰的生成主要因肺、脾、肾三脏气化功能失调,水液停留所致。肺与脾相互配合,共同维持着水液代谢的平衡。肺的宣发肃降、通调水道有助于脾的运化水液功能;而脾主运化,转输津液,散精于肺,有助于肺的生理活动,是肺通调水道的前提。若肺或脾出现病变,直接影响津液代谢,例如脾虚不运,津液代谢障碍,水液停滞,则聚而成饮,凝而为痰,发为痰饮病证。而痰生成之后,停留于肺,多影响肺的宣发肃降功能,从而出现喘咳痰多等临床表现。由此,肺病停痰,痰浊阻肺,不单纯是肺本身病变;其根本原因多是因脾气虚不能运化水湿,水湿停聚于肺内凝聚为痰而发病,肺成为贮痰、咳痰的部位。因此,中医学就有"脾为生痰之源,肺为贮痰之器"的说法,这辩证地说明了痰与脾、肺的关系。

"脾为生痰之源,肺为贮痰之器"的理论具有重要的临床实践意义。临床上咳痰多是肺最为常见的症状,但原因又有多种，即所谓"五脏六腑皆令人咳，非独肺也"。但主要与肺、脾两脏功能失调有关。须注意的是脾虚生痰除见咳喘痰多的表现外，常兼见面色萎黄、神倦乏力、纳少腹胀、四肢酸困等症状，其治法除宣肺化痰、止咳平喘外，关键在于补益脾气，增强其运化能力，恢复其水液代谢平衡。无生痰之源，则咳痰自愈。

3. 简述肝与脾之间的关系。

答：肝与脾的关系主要表现在消化和血液的生成、贮藏、运行方面：

（1）在消化方面：肝主疏泄，脾主运化，又为气血生化之源；肝脾协调，则消化功能正常；脾的运化，有赖于肝的疏泄。若肝失疏泄，影响脾的运化功能，可引起肝脾不和，中医学称为"肝木乘土"，症见精神抑郁、胸腹胀满、腹胀便溏等。同样，肝的疏泄也有赖于脾的运化。若脾胃湿热，熏蒸肝胆，影响肝的疏泄和胆汁的排泄，除可见消化功能异常外，还可形成黄疸，中医学称这种病证为"土壅侮木"。

（2）在血液的化生、贮藏和运行方面：脾运健旺，生血有源，且血不逸出脉外，则肝有所藏。肝主疏泄，调畅气机，又有助于脾胃的运化和血液的运行。若肝脾有病，气血化生无源，统血无权，疏泄失职，可导致血虚、出血、血瘀等各种血证。

4. 简述肝与肾之间的关系。

答：肝与肾的关系极为密切，表现在三方面：

(1) 肝肾同源。① 肝藏血，肾藏精，精血互生。血的化生，有赖于肾中精气的气化；肾中精气的充盛，亦有赖于血液的滋养，盛则同盛，衰则同衰，故称"精血同源"。② 肝血、肾精同源于水谷精微，即都以水谷精微为其物质基础。③ 肝肾均内寄相火，而相火又同源于命门，因此，又有肝肾"同源于命门"之说。

(2) 肝主疏泄，肾主封藏，两脏相互制约，相反相成。两脏这种"疏泄"和"封藏"的对立统一关系，对体内精、气、血、津液的贮藏、排泄具有重要的调节作用。如疏泄与封藏关系失调，则可见上述各种物质的"藏"与"泄"发生紊乱。主要表现在女子月经不调，先后不定期，或多或少。男子可见遗精滑泄或阳强不泄等症。

(3) 肝肾之阴互相滋生，肾阴滋补肝阴，称为"水能涵木"。若肾阴不足，不能涵养肝阴，即"水不涵木"可导致肝肾阴虚，肝阳上亢，甚则化风。而肝阴不足也可导致肾阴的虚损，形成肝肾阴虚，相火妄动之证。

5. 简述肺与肾之间的关系。

答：肺与肾的关系表现在下述三方面：

(1) 在水液代谢方面：肺为"水之上源"，肾为水脏主水。肺的宣发肃降和通调水道，有赖于肾阳的温煦气化;肺的宣发肃降和通调水道,使上焦之水源源不断地下降于肾,保证了肾主水功能的正常。若肺肾有病,均可影响水液的正常运行,可见水肿、尿少、喘息,甚则不能平卧。

(2)在呼吸运动方面:肺主呼气,肾主纳气;肺为气之主,肾为气之根,两脏协调配合,呼吸运动才能正常。若肾之精气不足,摄纳无权,气浮于上,或肺气久虚,久病及肾,均可导致肾不纳气,出现呼吸表浅无力、呼多吸少、动则气喘等症。

(3)金水相生:肺肾之阴是互相资生的,中医学称为"金水相生"。肺阴下助肾阴叫做"金能生水";肾阴上润肺阴叫"水能润金"。由于肺肾之阴具有如此密切的相互滋生关系,故两者"盛则同盛,衰则同衰"。肺肾阴虚,可见两颧嫩红、骨蒸潮热、盗汗、干咳音哑和腰膝酸软、脉细数无力、舌红少苔等症。

6. 怎样理解肝肾同源? 有何生理、病理意义?

答:肝肾同源是指肝、肾的生理功能都以精血为物质基础。由于肝肾关系密切,在五行、天干、方位等配属上,肝属东方甲乙木,肾属北方壬癸水。因此,肝肾同源亦称之为"乙癸同源"。如肾精亏损,可导致肝血不足;反之,肝血不足,则肾精亦亏。如肾阴不足,水不涵木,常可引起肝阴不足,而致肝阳上亢;若肝阴亏虚,久则及肾,亦导致肾阴不足,出现腰膝酸软,眩晕耳鸣,头重脚轻,甚则肢麻震颤或五心烦热等阴虚内热之症。中医称之为"水不涵木"。

7. 如何理解"六腑以通为用"? 结合临床谈谈你的看法。

答:六腑,即胆、胃、小肠、大肠、膀胱、三焦。它们的生理功能虽然各不相同,传化水谷是其共同任务。主要表现在对饮食物的消化、吸收和排泄过程中的相互联系和密切配合。饮食入胃,经胃的腐熟和初步消化,下传于小肠,通过小肠的进一步消化,泌别清浊。其清者,被吸收并转输全身;其浊者,渗入于膀胱变为尿液而排出体外,食物糟粕下达于大肠,经变化成为粪便而排出。由于六腑传化水谷,需要不断地受纳、消化、传导和排泄,虚实更替,饮食物应不断地下行,无用的水液和食物糟粕不断下行排泄,故六腑宜通不宜滞,才能维持消化功能的正常。所以,后世医家有"六腑以通为用"和"六腑以通为补"的说法。这里所说的"用"和"补"都是促使六腑恢复正常生理活动之意。

"六腑以通为用"的理论具有重要的临床指导意义。不但治疗六腑的病变,采用通泄的方法,以恢复六腑通畅的生理特性。而且通下,还可以降低血压,消退热邪,驱逐水邪,使邪气随泻下而排出。在外科急腹症的治疗方面,采用通腑泄热之法,用于肠梗阻、胃穿孔、胰腺炎、胆囊炎等疾病的治疗。一般认为,通里攻下,使腑气保持通畅,能提高疗效,缩短疗程,迅速改变急性症状,减轻患者痛苦。

8. 简述脾胃之间的关系。

答:脾与胃通过经脉相互络属而构成表里关系,两者之间的关系体现于下述几方面:

(1)胃主受纳,脾主运化。脾胃是人体消化系统中的两个极为重要的脏腑,脾主运化,胃主受纳,一纳一运,化生精气,共同完成饮食物的消化吸收和布散,从而滋养全身。由于人在出生后的营养主要来自脾胃,故称脾胃为"后天之本"。病理上,胃不纳则脾无以运化,脾不运则胃不能纳,导致消化功能紊乱。

(2)脾气主升,胃气主降。脾气升,则水谷之精得以上升布散;胃气降,则水谷及糟粕得以下行,故有"脾宜升则健,胃宜降则和"之说。两者相互配合,则升降适宜。病理上,两者亦相互影响,如脾为湿困,运化失职,清气不升,即可影响胃的受纳与和降;可见食欲不振、恶心、呕吐、脘腹胀满等症。同样,若饮食失节,食滞胃脘,胃失和降,亦可影响脾的运化与升清。可见腹胀泄泻等症。故《素问·阴阳应象大论》说:"清气在下,则生飧泄;浊气在上,则生䐜胀。"是对脾胃升降失常所致病证的病理机制及临床表现的概括。两者一升一降，相反相成。

（3）脾喜燥恶湿，胃喜润恶燥。胃为阳土，有受纳、腐熟水谷之功能，喜润恶燥；脾属阴土，主运化。水湿越多，脾的负担就越重，超过了脾的运化能力，就会伤脾，故脾喜燥恶湿；两脏必须燥湿相济，阴阳相会，人体消化功能才能正常。

9. 简述水液代谢过程与脏腑的相关性。

答：人体的水液代谢过程，包括水液进入体内；在体内的升降运动，以及代谢后水液的排泄。调节水液代谢平衡的功能活动，与肺、脾、肾、三焦、膀胱的关系尤为密切。《素问·经脉别论》说："饮入于胃，游溢精气，上输于脾，脾气散精，上归于肺，通调水道，下输膀胱，水精四布，五经并行。"这是对水液代谢过程的高度概括。水饮等进入体内，胃先受纳，在胃气主降的作用下，进入小肠。通过小肠泌别清浊作用，分为三部分：一部分水液下行于大肠，通过粪便排出体外；另一部分水液则渗入于膀胱成为尿液。而其清者，被吸收，并通过脾的转输作用，上升布散入肺，一部分通过肺的宣发作用，布散于肌腠、皮毛，发挥营养作用，并经汗孔排出体外成为汗；一部分经心脉的运载，到达全身，以濡养各脏腑组织器官。清中之浊者，通过肺的肃降作用，经三焦水道，下降于肾,归于肾的水液为浊,但仍可进一步分清浊,在肾阳的蒸腾气化作用下,其浊中之清,上升于肺而宣散周身;浊中之浊者,则注入膀胱,经气化作用排出体外成为尿。水在体内的升清降浊,以及膀胱的气化作用,皆靠肾中阳气的温煦、蒸腾和推动,故曰"肾主水"。除此之外,在水液的代谢过程中,三焦是水液升降的道路,心肝两脏亦发挥着重要作用。

10. 人体的消化过程主要与哪些脏腑有关? 这些脏腑各起何作用?

答:人体的消化过程是非常复杂的,从饮食物进入体内,至代谢糟粕排出体外,需要多个脏腑的参与、协调配合才能完成。简要说来,正常的消化过程主要是胃、小肠、胆、脾、大肠、肝、肾等脏腑的协调配合,但各起的作用不同。

(1)胃的初步消化作用。饮食物进入胃,由胃容纳之,称之为"水谷之海"。经过胃的磨碎加工、初步消化,下降于小肠。

(2)小肠泌别清浊。小肠在消化过程中的作用是泌别清浊。通过小肠的作用,饮食物变为两种物质,一为"清者",即水谷精微,被小肠吸收。一为"浊者",包括食物残渣和浊水,分别降入大肠和膀胱。

(3)脾主运化。胃、小肠和脾都具有消化作用,但主要依赖于脾。脾主运化,推动饮食物的消化和吸收,并将水谷精微输布到周身。

(4) 胆贮存和排泄胆汁,以助消化。胆贮藏有肝之余气所化的胆汁,味极苦,排泄于肠内,以助饮食物的消化。

(5) 肝促进脾胃的运化功能。肝的疏泄功能,一方面促进脾胃的纳运升降,另一方面促进胆汁的分泌和排泄。肝主疏泄,调畅气机,不但使脾升胃降,协调平衡,而且使胆汁的分泌排泄正常,从而维持正常的消化。肝病则消化异常,可见口苦、嗳气、腹胀、便溏、黄疸等病症。

(6) 大肠的传导作用。大肠接受小肠下降来的食物糟粕,并吸收部分水液,变化为粪便,经肛门排出体外。

(7) 肾对消化的促进作用。肾阳为一身阳气的根本。肾阳温运脾阳,以助运化;肾阳温胃阳,以助腐熟。因此,肾是消化功能的动力和热能的源泉。如肾有病变,则消化异常,可见腹胀、肠鸣、五更泄泻等表现。

11. 简述心与肺之间的关系。

答:心主血,肺主气,两者的关系主要表现在气与血两方面:

(1) 肺气助心行血。心主血脉,推动血液循环,但要维持血流的通利,还需要肺气的辅助。气为血帅,气行则血行,肺气通过宣发、肃降和朝百脉,生成宗气等生理作用来助心行血。无论是肺气虚,宗气生成不足,还是宣降失常,均可影响心血的运行,出现胸闷、呼吸不利、心悸、口唇青紫等气滞血瘀的症状。

（2）心血载运肺气以布散周身。血为气母,血载气行,肺气依附于心血输布全身。心有病,如心气不足、心阳不振、心血瘀阻等必然影响肺气的宣降布散,出现心胸部憋闷不适,气短、气促、咳喘、心悸、怔忡等症状。

另外,联结心之搏动和肺之呼吸两者之间的中心环节,主要是依赖积于胸中之"宗气"。由于宗气具有出喉咙以司呼吸;贯心脉以行血气之功能,从而强化了血液循环和呼吸之间的协调平衡。

12. 简述心与脾之间的关系。

答:心主血,脾统血,并为气血生化之源。两者在血液的生成和运行方面互为影响:

（1）在血液生成方面。脾对心而言,脾气健旺,化生血液充足,则心有所主;心对脾而言,心阳能温助脾阳,以使脾气健运,气血化生有源。心阳对脾阳的这种温煦作用,中医称为"火能生土"。

（2）在血液运行方面。心行血,脾统血;心脾功能正常则血行脉中而不外逸,共同维持着血液的正常运行;病理上如思虑过度,所思不遂,不仅暗耗心血,还因思则气结而导致脾的运化功能失常,表现为食欲不振、腹胀、大便不调等症。若脾气虚,运化失职,气血生化无源,则可导致血虚而使心无所主,表现为面色无华,苍白或萎黄、心悸气短,脉虚细无力等。再如脾不统血而出血,可造成心血不足。由于心脾之间在病理上常相互影响,互为因果,故极易形成"心脾两虚"证,可见心悸、失眠、多梦、眩晕、面色无华,腹胀、便溏、体倦乏力等症状。

13. 简述心与肝之间的关系。

答:心与肝的关系主要表现在血液运行和精神情志两方面。

(1)在血液运行方面。心主血,肝藏血。人体之血液,化生于脾,贮藏于肝,通过心运行至全身。心之行血功能正常,则肝有所藏;若肝不藏血,则心无所主,血液运行必然失常。正是由于心和肝在血行方面密切相关,故在临床上"心肝血虚"亦常常同时出现,可见心悸、失眠、头晕、肢体麻木,月经量少,甚至闭经等。

(2)在精神情志活动方面。心藏神而主神明,肝主疏泄,调节情志,心肝两脏互相配合,共同维持着精神活动的正常。若心肝发生病变,往往可见到精神情志活动的异常。

14. 从生理、病理两方面,谈谈心与肾的关系。

答:心与肾两者水火既济密切关联。

（1）生理上：① 心肾相交。心在五行属火，位居于上而属阳；肾在五行属水，位居于下而属阴。因此，心肾阴阳、水火、上下相互交通；即心火必须下降于肾，以助肾阳使肾水不寒；肾阴必须上济心阴，抑制心阳，使心阳不亢。这样，心肾之间的生理功能才能协调，心肾相交，水火既济。② 心肾阳气密切相关。肾阳为一身阳气之根本，肾阳、心阳共同参与水液代谢的调节。

（2）病理上：① 心肾不交。心或肾产生病变，两者的协调关系失常。例如，心火不能下降于肾而独亢于上，肾水不能上济于心而反下凝，即可形成"心肾不交"的病理变化，即水火失济。在临床上可见以失眠为主的心悸、怔忡、心烦、腰膝酸软，或男子梦遗、女子梦交等病症。② 阳虚水泛。心肾阳虚，水湿泛滥，阳虚水泛，上凌于心，从而形成水肿、惊悸、不能平卧等"水气凌心"的证候。

另外，心肾在调节精血、神志活动方面，亦有密切关系，表现在生理上互相协调，病理上互相影响。

【选择题举例】

1. 出现"故水病者，下为胕肿大腹，上为喘呼不得卧"的病理表现，主要的原因是：

A. 心肾功能失常　　　　B. 脾肺功能失常

C. 脾胃功能失常　　　　D. 肺肾功能失常

E. 肝肾功能失常

【答案】D

【答题要点分析】肺与肾的关系主要表现在水液代谢和呼吸运动两方面。肾为主水之脏,肺为"水之上源"。肺的宣降、通调水道失职,必累及肾,而致尿少、水肿;肾的气化失司,关门不利,水泛为肿,又可影响肺的功能,出现喘呼、咳逆倚息不得平卧之病症,故本题应选D。

2. 肺与大肠在功能上的联系,主要表现是:

A. 肺气宣发布津于大肠

B. 肺气肃降输送水液于大肠

C. 肺气肃降以助大肠之传导

D. 宗气充足以推动大肠之传导

E. 肺主治节,以调节大肠之功能

【答案】C

【答题要点分析】肺与大肠相表里,肺气肃降,有利于大肠的传导,使粪便排泄通畅,故应选C。A、B两个答案似有理,但从脏腑相合的角度来看,则不如C更佳。

3. 与津液的输布排泄关系最密切的脏是:

A. 心、肝、肾　　　　B. 心、肝、脾

C. 肺、脾、肾　　　　　D. 肝、脾、肾

E. 心、肺、肾

【答案】C

【答题要点分析】津液的输布和排泄，是一个复杂的生理过程，涉及多个脏腑，但其中最主要的是脾的运化水湿、肺的通调水道和肾的蒸腾气化作用。故应选 C。

4. 与血液运行关系最密切的脏是：

A. 心、肝、肾　　　　　B. 心、肝、脾

C. 肺、脾、肾　　　　　D. 肝、脾、肾

E. 心、肺、肾

【答案】B

【答题要点分析】血液的正常循行取决于气的推动作用和固摄作用之间的协调平衡，其中心主血，肝藏血、主疏泄，脾统血是维持血液正常运行的最主要因素，故应选 B。

第三章 ◦ 气、血、津液

第一节　气

【重点提示】

气是构成人体的最基本的物质。它的生成,禀受于先天之精气和后天水谷之精气,以及自然界之清阳之气。气的运动,主要体现在脏腑的生理活动之中,是维持人体生命活动的基础。

【释难解疑】

1. 人体内之气与宇宙本原之气的区别。

宇宙的本原之"气"是构成物质世界的本源,气的运动变化产生了宇宙间的一切事物。如《周易·系辞》说:"天地氤氲,万物化生。"《公羊传·解诂》则说:"元者,气也。无形以起,有形以分。造起天地,天地之始也"。在

《论衡·自然》中，则更明确地指出："天地合气，万物自生。"气是构成人体和维持人体生命活动的基本物质，由于气强大的活力和不断运动的特性，对人体的生命活动具有重要的推动和温煦作用，所以，中医学以气的运动变化来阐释人体的生命活动。

2. 气机与气化的区别与联系。

气的运动称为"气机"。其基本形式可归纳为升、降、出、入。各脏腑组织器官的功能活动，是气机升降出入运动的具体体现。如肺的呼吸功能，体现在呼气是出和升，吸气是入和降；宣发是升，肃降是降；饮食物的消化吸收与输布排泄过程中，脾气的升清，胃气的降浊，以及胃的纳入，大肠将糟粕的排出；肾在水液代谢中的蒸腾气化、升清降浊功能，都是气的升降出入的具体体现。

气化，是指气在运动过程中所产生的各种变化。具体地说，是指体内精、气、血、津液各自的新陈代谢及其相互转化。气化过程分为"化"与"变"两种不同的类型：化是指气的缓和运动所促成的某些改变，类似于"量变"；变是指气的剧烈运动所促成的显著变化，类似于"质变"。化与变，皆取决于气的运动。因此，气的运动是产生气化过程的前提和条件，而在气化过程中又寓有气的各种形式的运动。

3. 元气、宗气、营气、卫气的概念、生成、分布和功能。

元气，又称为真气、原气，是人体生命活动的原动力，是人体最基本、最重要的气。元气来源于先天之精的化生，又需依靠后天水谷之精气的不断补充养育，才能发挥其正常的生理作用。元气借助于三焦而流行分布全身，推动人体的生长发育，激发和推动各脏腑组织器官的生理活动。

宗气，是指积于胸中之气。由肺吸入的清气和脾胃所化生的水谷精气结合而成，通过心肺的作用而贯注于周身。宗气的功能主要表现在：一是上出于肺，走息道以行呼吸。所以呼吸、声音、语言的强弱，与宗气的盛衰有密切关系。二是贯注于心脉助心以行气血。所以，心脏搏动的强弱，以及节律是否整齐，气血的运行是否顺畅，肢体的活动能力及体温的变化，视力听觉的感觉能力等，都与宗气的盛衰有着密切的关系。

营气，是与血共行于脉中之气，又称为"荣气"。由于营与血可分而不可离，故常"营血"并称。营气是由水谷精气中的精华部分所化生，分布于血脉之中，并循行于脉道而营运周身，发挥其营养机体、化生血液的生理功能。

卫气，指运行于脉外，具有"慓疾滑利"特性，运行于皮肤分肉之间,熏于肓膜,散于胸腹。卫气的功能表现在:一是护卫肌表,防御外邪入侵;二是温养脏腑、肌肉、皮毛;三是调节腠理的开合,汗液的排泄及维持体温的相对恒定。

营与卫相对而言,营气行于脉中,主内守而属于阴;卫气行于脉外,主卫外而属于阳,故有"营阴""卫阳"之称。营卫之间的运行必须协调,才能维持正常的腠理开合和体温的正常。如果营卫之间的协调关系遭到破坏,则称为"营卫不和"。可出现恶寒发热,汗出或无汗等病理变化。

【词句记忆】

1. 气者,人之根本也。

2. 气聚则形成,气散则形亡。

3. 人之生死,全赖乎气。

4. 气聚则生,气壮则康,气衰则弱,气散则死。

5. 宗气积于胸中,出于喉咙,以贯心脉而行呼吸焉。

6. 荣者,水谷之精气也,和调于五脏,洒陈于六腑,乃能入于脉也,故循脉上下,贯五脏络六腑也。

7. 卫气者,所以温分肉充皮肤,肥腠理,司开合者也。

8. 人以天地之气生,四时之法成。

9. 后天之气得先天之气,则生生而不息;先天之气得后天之气,则化化而不穷也。

10. 出入废则神机化灭,升降息则气立孤危,是以升降出入,无器不有。

11. 命门者……原气之所系也。

【思考题】

1. 气的概念是什么？有何生理功能？

2. 何谓"气机"？气的运动形式包括哪几方面？试举例说明之。

3. 何谓"气化"？气化作用主要体现在哪些方面？气化在生命活动中有何重要意义？

4. 气是如何进行分类的？主要有哪几种？

5. 何谓元气和宗气？其组成与分布及其主要生理功能如何？

6. 何谓营气和卫气？其组成与分布及其主要生理功能如何？

【问题解答】

1. 气的基本概念是什么？其生理功能有哪些？

答：气，是古代人们对于自然界现象的一种朴素认识。认为气是构成世界的最基本的物质,宇宙间的一切事物,都是由气的运动变化而产生的。中医学引用这种朴素的唯物观来说明人体的生命活动。认为气是构成人体和维持人体生命活动的基本物质,由于气是不断运动的,具有很强活力的精微物质,对人体的生命活动起着重要作用。所以说气是人体生命活动的根本。如《难经·八难》说:"气者,生之根本也。"

气的生理功能主要有五方面:

(1) 推动作用:气对人体的生长发育,各脏腑组织器官的生理活动,气血津液的生成运行,以及代谢物的排泄,均起着推动和激发的作用。如果气的推动和激发作用减弱,就会出现生长发育迟缓,早衰,以及各种生理活动衰减的病理变化。

(2) 温煦作用:气是人体热量的来源。人体体温的恒定,各腑脏组织器官的功能活动,血和津液等液态物质的循行,均需依赖气的温煦作用才能维持正常,如气的温煦作用减弱,就会出现四肢不温,畏寒喜温;血脉凝滞,津液停留变为痰饮等病理变化。

(3) 防御作用:气具有护卫肌肤,抗御外邪侵袭,驱邪外出的作用。如果气的防御作用减弱,则易招致外邪入侵而发病。

(4) 固摄作用:气对体内的液体物质,具有防止无故流失的作用。如固摄血液,防止逸出脉外,以维持血液的正常循行;固摄汗液、唾液、胃液、肠液以及二便等,控制其分泌排泄,使之分泌排泄有节制。如果气的固摄作用减弱,就会引起出血、自汗、流涎、泄泻、滑脱、尿失禁等多种病证。

(5) 气化作用:气化,是指通过气的运动而产生的各种变化。气化作用,实际上是体内的物质转化和能量转化过程,也就是体内物质的代谢过程。

2. 何谓"气机失调"? 气机失调有哪些表现形式? 概念如何?

答:气的升降出入运动失常,平衡协调状态被破坏,则称作"气机失调"。

气机失调常见的表现:① 气滞:是指气机郁滞不畅,在机体某些局部的运行发生阻滞不通的病理变化。② 气逆:是指由于气的上升太过或下降不及,从而形成脏腑之气逆于上的病理变化。③ 气陷:是指以气的升举无力为其特征的一种病理变化。④ 气脱:是指气不能内守而外逸的病理变化。⑤ 气闭:是指气的出入受阻,不能外达所引起的病理变化。

3. 何谓元气和宗气? 其组成与分布及其主要生理功能为何?

答:元气,藏于肾中之气。又称为真气、原气,是人体生命活动的原动力,是人体最基本、最重要的气。元气来源于先天之精的化生，又需依靠后天水谷之精气的不断补充养育，才能发挥其正常的生理作用。元气借助于三焦而流行分布全身，具有推动人体生长发育，激发和推动各脏腑组织器官生理活动的功能。

宗气，是指积于胸中之气。是由肺吸入的清气和脾胃所化生的水谷精气结合而成。宗气通过心肺的作用而贯注于周身。其生理功能：① 上出于肺，走息道以行呼吸。人体呼吸、声音、语言的强弱，与宗气的盛衰有密切关系。② 贯注于心脉，助心以行气血。人体心脏搏动的强弱，以及节律是否整齐，气血的运行是否顺畅，肢体的活动能力及体温的变化，视力、听觉等感觉能力，都与宗气的盛衰相关。

4. 何谓营气和卫气？其组成与分布及其主要生理功能为何？

答：营气，是与血共行于脉中之气，又称为"荣气"。主要来源于脾胃所运化的水谷精气，由水谷精气中清柔而富含营养的部分所化生。营气分布于血脉之中，并循行于脉道而营运周身，发挥其营养机体，化生血液的生理功能。

卫气，是运行于脉外，对人体具有保护作用的气。卫气亦由水谷精气所化生，是其中活力较强的部分，具有"慓疾滑利"的特点。卫气的活动能力特别强，流动很迅速,所以其分布不受脉管的约束,运行于脉外,布散于全身内外上下。其生理功能表现在:一是护卫肌表,防御外邪入侵;二是温养脏腑、肌肉、皮毛等;三是调节控制汗孔的开合和汗液的排泄,以维持体温的相对恒定。

【选择题举例】

1. 下列选项中,不属于气机失调的是:

A. 气滞　　　　B. 气逆　　　　C. 气陷

D. 气闭　　　　E. 气虚

【答案】 E

【答题要点分析】 气机失调主要是强调气的升降出入运动失常,包括气滞、气逆、气陷、气闭、气脱等,而气虚主要是指脏腑功能减退,抗病能力低下之病理状态,并不以气的升降出入失常为特征,故应选E。

2. **所谓"气化"指的是:**

A. 气的升降出入运动

B. 气的温煦作用使水化为气

C. 气能化水,水又能化为气

D. 气能生血,血又能生气

E. 体内津、气、血、精等物质的新陈代谢及相互转化

【答案】 E

【答题要点分析】气化是指津、气、血、精等物质各自的新陈代谢及相互转化。B、C、D均为气化的一些具体表现,而回答气化的完整定义应选 E。

3. **气机升降之枢纽是:**

A. 肝脾   B. 肝肾   C. 肺肾

D. 心肾   E. 脾胃

【答案】E

【答题要点分析】脾胃位居中焦,为气机升降之枢纽,在上之气下降,在下之气上升,皆以中焦脾胃为枢机。故应选 E。

4. **气机指的是:**

A. 气的升降   B. 气的变化   C. 气的运动

D. 气、血、津液等物质的互化

E. 为运动形式

【答案】C

【答题要点分析】气机是指气的运动,其基本形式是升降出入。故应选 C。

第二节　血

【重点提示】

血是具有濡润和滋养等重要营养作用的物质,在体内循环贯注、流行不止。它的生成，由营气、津液，以及肾藏之精所化生。为各脏腑组织器官的生理活动提供营养物质，也是精神情志活动的主要物质基础。

【释难解疑】

1. 血的概念、生成、功能和运行。

运行在脉中的红色液态物质，称为血。其生成可概括为三方面，即营气化血，津液化血，肾精化血。血，具有营养和滋润全身脏腑组织器官的功能，又是神的物质基础，所以是构成人体和维持人体生命活动的基本物质之一。血液的正常运行，主要靠心气的推动作用。同时，还要借助于肺的宣发和朝百脉的功能，以及肝的疏泄气机促进血液运行的作用。脾统血和肝藏血，是固摄约束血液防止其无故流失，以保持血液沿着脉道运行的重要因素。因此，血液的正常运行取决于心、肝、肺、脾诸脏的推动作用与固摄作用之间的协调平衡作用。

2. **影响血液正常循行的相关因素。**

血液的正常运行取决于心、肝、肺、脾诸脏的推动作用与固摄作用之间的协调平衡。心、肺、脾、肝中任何一脏的功能失常，都会导致推动与固摄之间的协调平衡关系破坏，而出现血液运行异常的病变。此外，血液的正常运行,还与脉道是否通利,血的或寒或热等有着密切的联系。如脉道不通利,可致血行不畅;过寒可导致血行凝结,使血运迟缓或形成瘀血;过热可导致血运加快,迫血妄行而出现出血,或瘀血。

【词句记忆】

1. 夫血者,水谷之精气也,和调于五脏,洒陈于六腑,男子化而为精,女子上为乳汁,下为经水。

2. 血脉和利,精神乃居。

3. 血气者人之神。

4. 血得温则行,遇寒则凝。

5. 血之源头在乎肾,气之源头在乎脾。

6. 血者,神气也。

【思考题】

1. 简述血的生成。其有何生理功能?

2. 血液的循行主要与哪些脏腑有关?试举例说明之。

【问题解答】

1. 请简述血的生成及其生理功能。

答:脾胃是气血生化之源。在脾胃的作用下产生水谷精微,化生营气和津液,并经气化而生成为血。肾中所藏之精也是生血的物质基础。精和血之间,存在着相互资生和相互转化的关系。肾藏精,精生髓,髓化血。因此,血是由营气、津液和肾藏之精气化而生成。

主要生理功能:① 对全身具有营养和滋润的作用。② 为精神活动提供物质基础。③ 血液亦是化生经水、乳汁,养育胎儿,哺育婴儿的物质基础。

【选择题举例】

1. **血液流行不畅,应首先考虑的因素是:**

A. 脾不健运　　　B. 心阳不振　　　C. 肺气不宣

D. 脾不统血　　　E. 三焦气化失司

【答案】B

【答题要点分析】血液在体内循环流行,主要依靠心脏的正常搏动。如心阳不振,搏动力减弱,血液流行不畅。故应选择 B。

2. **与血液运行关系最不密切的内脏是:**

A. 心　　　　　B. 肝　　　　　C. 脾

D. 肺　　　　　E. 肾

【答案】E

【答题要点分析】心主血;肝藏血,主疏泄;脾统血;肺朝百脉,肾以藏精为主,相比之下应选 E。

第三节 津 液

【重点提示】

津液是体内一切水液的总称,包括体液和正常分泌的液状物。它通过胃、小肠、脾、肺、肾的作用而化生,成为维持生命活动的基本物质,并以三焦为通道,输布全身,发挥滋润和濡养的功能,参与机体代谢,最后以汗、尿等方式排出体外,完成其生成、输布和排泄的全过程。

【释难解疑】

1. 简述津液的概念,以及津与液的区别。

津液,是体内一切正常水液的总称,是构成人体和维持人体生命活动的基本物质。津与液在性状、分布部位及功能方面,存在着一定的区别。一般来说,津:质清稀,流动性较大。主要分布于体表皮肤、肌肉间隙与孔窍之中,并能渗入到脉中,对机体各部起着滋润的作用。液:质稠厚,流动性较小,主要灌注于脑、髓、骨关节、脏腑等组织,发挥其濡养作用。

2. 与津液的生成、输布、排泄相关的脏腑。

津液的生成、输布和排泄,主要取决于胃、小肠、脾、肺、肾、膀胱、三焦等脏腑的生理功能正常,以及相互间的协调平衡。

津液的生成依赖于脾胃对饮食物的"游溢精气",小肠的"泌别清浊",以及脾的运化。津液的输布,要靠脾气的转输,首先脾将津液运输周身,"以灌四傍";二是将津液"上输于肺",通过肺的宣发、肃降和通调水道作用,将津液敷布于体表肌腠,并向下输送到肾和膀胱,以推动津液对机体的滋润和濡养作用。

津液的输布与排泄,是在肺的宣发肃降,通调水道和肾的蒸腾气化共同作用下完成的。肺主宣发,通过呼吸功能,呼出一定量的水分,另外促使津液代谢后从汗孔排出体外。同时,肺在肃降,通调水道的过程中,将体内多余的水液,下输于膀胱。经肾的蒸腾气化作用,化为尿液,排出体外。三焦,是体内气、水运行的通路。津液在生成、输布和排泄的过程中,要借助三焦的作用输布到周身各处。因此,三焦的气机通利畅达,对津液的环流不息,也起着重要的促进作用。

津液的生成、输布和排泄,虽然是由多个脏腑参与的复杂的生理过程,但肺、脾、肾、三焦,在整个代谢过程中起着重要的调节作用。其中,尤以肾起着极其重要的主宰作用。肾中精气的蒸腾气化作用,是津液生成、输布和排泄全过程的主宰。体内津液,只有在肾的蒸腾气化、升清降浊等作用的调节下,才能维持生成代谢的协调平衡。因此,肾有主水的作用。

【词句记忆】

1. 饮入于胃,游溢精气,上输于脾,脾气散精,上归于肺,通调水道,下输膀胱,水精四布,五经并行。

2. 清者为津,浊者为液。

3. 腠理发泄,汗出溱溱,是谓津。

4. 液者,所以灌精濡空窍者也。

【思考题】

1. 何谓津液? 有何生理功能?

2. 津液的生成、输布和排泄主要与哪些脏腑有关? 试简要说明之。

【问题解答】

1. 何谓津液? 有何生理功能?

答:津液,是体内各种正常水液的总称,包括各脏腑组织器官的内在体液及正常分泌的液体,如胃液、唾液、肠液、关节腔液等。津液主要功能是滋润和濡养作用。其中清者为津,润泽皮毛肌肤,濡润眼、鼻、口等官窍;稠浊者为液,以濡养脏腑,充养骨髓与脑髓,滑利关节等。此外,渗入血脉的津液,成为血液的重要组成部分,并且具有充养和滑利血脉的作用。

2. 参与津液生成、输布和排泄的主要脏腑和他们的主要作用是什么?

答:津液的生成、输布和排泄,虽然是由多个脏腑参与的复杂的生理过程,但肺、脾、肾、三焦,是整个代谢过程中起着重要调节作用的脏腑。其中肾起着极其重要的主宰作用,肾中精气的蒸腾气化作用,是津液生成、输布和排泄全过程的总动力。肺的宣发肃降,通调水道,脾气的转输和三焦的气机通利畅达作用,对津液的环流不息,起着重要的促进作用。由此可见,肺为水之上源,肾为水之下源,中焦脾运化水液。

【选择题举例】

1. 与尿液的生成、排泄关系最密切的是:

A. 心   B. 肺   C. 脾

D. 肝   E. 肾

【答案】E

【答题要点分析】尿液的生成和排泄需多个脏腑协作完成如肺的肃降、通调水道,三焦水道的畅通,以及小肠、膀胱等,但其中起决定作用的是肾,肾主水,升清降浊并司膀胱的开合,维持着尿的生成和排泄正常。故应选 E。

2. 下列选项中,与津液代谢关系最密切的是:

A. 肝脾肾的功能　　　B. 脾肺肾的功能

C. 心肝脾的功能　　　D. 脾肺心的功能

E. 心肝肺的功能

【答案】B

【答题要点分析】脾气散精与升清,运化水液;肺为水上之源,主通调水道;肾阳气化和调控,肾主水。故选择 B。

3. 影响津液输布与排泄的主要因素是:

A. 三焦的气化失常

B. 肺的宣发和肃降功能失常

C. 肝疏泄条达功能失常

D. 脾运化和散津功能失常

E. 肾的蒸腾气化功能失常

【答案】E

【答题要点分析】津液的输布与肺、脾、肾、肝、三焦、大肠、小肠等脏腑功能的协调配合有关,因此,这其中任何脏腑功能的失常都会导致体内津液输布的障碍。然而肾中精气的蒸腾气化作用,是津液生成、输布和排泄全过程的主宰。因此,肾称为水脏。故选择 E。

第四节　气血津液之间的关系

【重点提示】

气、血、津液的性状及其功能，虽各有特点，但三者均是构成人体和维持人体生命活动的最基本物质。三者的组成，均离不开脾胃运化而生成的水谷精气。三者在生理上，气为血帅，血为气母，津血同源，津能载气，相互依存、相互制约和相互为用。因此，无论在生理或病理情况下，气、血、津液之间均存在着极为密切的关系。

【释难解疑】

1. "夺血者无汗，夺汗者无血"的意义。

"夺血者无汗，夺汗者无血"，指的是对失血过多，或血虚的患者，不可妄用发汗的治疗方法；对于多汗或因吐、下而造成体内津液大量丢失的患者，不可妄用放血、破血等方法治疗。这是因为津液与血，既同源于水谷精气的化生，又能相互转化，故有"津血同源"之说。汗液，是经体内阳气气化生成的津液，经汗孔排出体外成汗液。津液、汗液、血三者，虽然存在的形式不同，但三者却存在着密不可分的内在联系。如果汗液大量外泄，必然造成津液的亏虚不足，致使血中津液外渗而导致血脉空虚。若失血过多,脉外津液将大量渗入脉中,以补充血的不足,从而造成津液的缺乏,则出现皮肤干燥而无汗。由于汗为津液所化,血和津液又同出一源,因此又有"汗血同源"之说。古代医家总结长期实践经验,提出"夺血者无汗,夺汗者无血",这正是临床实际应用"津血同源""汗血同源"理论的具体体现。

【词句记忆】

1. 气者血之帅也,气行则血行,气止则血止,气温则血滑,气寒则血凝。

2. 气行即水行,气滞即水滞。

3. 气不得血,则散而无统;血不得气,则凝而不流。

4. 血为气母,气为血帅。

5. 气能生血,气能行血,气能摄血。

6. 气行即血行,气滞即血瘀。

7. 血能载气,气随血脱。

8. 吐下之余,定无完气。

9. 津血同源,血汗同源。

10. 夺血者无汗,夺汗者无血。

11. 衄家不可发汗。

12. 气逆则血随气升,宜降气活血;气滞则血随气积,宜利气行血。

13. 无形之气易补,有形之血难偿。

【思考题】

1. 试述气和血的相互关系。

2. 气和津液的关系主要表现在哪几方面?试举例说明之。

3. 何谓"津血同源"?津血同源理论在临床上有何实际意义?

【问题解答】

1. 试述气和血的相互关系。

答:气血之间,存在着"气为血之帅""血为气之母"的密切关系。具体体现在四方面:① 气能生血。血的生成,离不开气和气的运动变化。饮食物化生为水谷精气,水谷精气化生为营气、津液,以及营气、津液化生为血,都是在气化作用下完成的。因此,气旺则血液化生充足,气虚则血液生化不足从而导致血虚。② 气能行血。血液的正常循行,有赖于心气的推动,肺气的敷布,肝气的条达,所谓气行则血行,气滞则血瘀。若气虚推动血行无力,可形成瘀血;而气机逆乱,血行亦可随之而紊乱。③ 气能摄血:是指气对血液有控制约束作用,使之沿着脉道正常循行,以发挥濡养机体的作用,如果气虚不能摄血,可导致多种出血病症。以上可概括为气为血帅。④ 血为气母,是指血是气的载体,并给气提供充分的营养。如果气失去依附,则浮散无根;血脱者,气亦随之而脱。所以,在治疗大出血时,往往运用益气固脱之法。

2. 何谓"津血同源"? 津血同源理论在临床上有何实际意义?

答:津液与血,既同源于水谷精气的化生,又能相互转化,因而称为"津血同源"。汗液,是体内阳气蒸腾气化所生的津液,经汗孔排出体外成汗液。津液、汗液、血三者相互关联。因此,临证诊治中,对于失血过多的产后妇女外感风寒,不宜大量发汗以散寒,故《伤寒论》中言:"衄家不可汗","疮家不可汗"。对于大量出汗或因呕吐、泻下而造成体内津液大量丢失的患者,不可妄用放血、破血等方法治疗。

【选择题举例】

1. 治疗血虚病证时,常在补血药中配用益气药,如黄芪之类,其理论依据是:

A. 气能行血　　B. 气能生血　　C. 气能摄血

D. 血能载气　　E. 血为气母

【答案】B

【答题要点分析】血来自脾胃转化的水谷精微，水谷精微在气的推动下，化生为血。气能生血，故在临床治疗血虚病证时，常配合应用补气药以提高疗效，这是气能生血理论指导临床的实际应用。故选择 B。

2. "吐下之余，定无完气"，其理论根据是：

A. 气能生血　　B. 津血同源　　C. 气能行血

D. 气能行津　　E. 津能载气

【答案】E

【答题要点分析】气在体内要依附于津液，称之为津能载气。如果汗、吐、下太过，使津液受损，则气在体内无所依附而散失。故应选择 E。

3. 某些水肿患者，可用宣降肺气的方法治疗，其理论根据是：

A. 气能生血　　B. 津血同源　　C. 气能行血

D. 气能行津　　E. 津能载气

【答案】D

【答题要点分析】津液的输布及其化为汗、尿排出体外，全赖气的升降出入运动，气行则水行。故对某些水肿患者，可用宣降肺气的方法治疗之。因此应选择 D。

4. "亡血家不可发汗"，其理论根据是：

A. 气能生血　　B. 津血同源　　C. 气能行血

D. 气能行津　　E. 津能载气

【答案】B

【答题要点分析】血和津液之间存在着密切关系，有"津血同源"的说法。因此，古代医家提出"亡血家不可发汗"。故应选择 B。

第四章 ◎ 经 络

第一节 经络的概念与经络系统的组成

【重点提示】

经络,是经脉和络脉的总称。是人体运行气血,联络脏腑肢节,沟通内外上下,调节体内各部分功能活动的特有的组织结构和联络系统。经络系统通过有规律的循行和错综复杂的联络交会,纵横交错,网络全身,把人体的五脏六腑、四肢百骸、五官九窍、皮肉筋脉等组织器官联结成一个统一的有机整体,从而保证人体生命活动的正常进行。

经络系统包括经脉、络脉以及连属部分。

1. 经脉包括十二经脉、奇经八脉和十二经别

十二经脉
（正经）

手三阴经
- 手太阴肺经
- 手厥阴心包经
- 手少阴心经

手三阳经
- 手阳明大肠经
- 手少阳三焦经
- 手太阳小肠经

足三阴经
- 足太阴脾经
- 足少阴肾经
- 足厥阴肝经

足三阳经
- 足阳明胃经
- 足太阳膀胱经
- 足少阳胆经

气血运行的通道，与脏腑有直接络属关系

奇经八脉——奇经八脉是十二经之外，别道奇行的 8 条经脉，分别是任脉、督脉、冲脉、带脉、阴跷脉、阳跷脉、阴维脉、阳维脉。奇经八脉的生理作用：一是加强和沟通十二经脉之间的联系，二是对十二经气血起蓄积、渗灌的调节作用

十二经别——由十二经脉别出，有加强十二经脉中想为表里的两经之间联系的作用

2. 络脉包括别络、浮络与孙络

别络——十二经脉及任督两脉,加脾之大络,共
　　　十五支,有加强十二经脉表里两经在体表的联
　　　系和灌输气血的作用

浮络——浮现于体表的络脉

孙络——最细小的络脉

3. 连属部分包括外连和内属两部分

外连
十二经筋:十二经脉之气结、聚、散、络于
　　筋肉、关节的体系。有连缀四肢百骸,主
　　司关节运动的作用

十二皮部:十二经脉的功能活动反映于体
　　表的部位

内属——五脏六腑:十二经脉所属络者

【释难解疑】

1. 奇经八脉的基本概念及与十二经脉的异同。

奇经八脉与十二经脉均为经络系统的组成部分。
奇经八脉,又称"奇经",是指在十二经脉之外"别道而
行"的8条经脉而言,包括督脉、任脉、冲脉、带脉、阴蹻
脉、阳蹻脉、阴维脉、阳维脉在内。奇者,异也。由于奇
经八脉在循行以及与内脏的联系上均有别于十二经
脉,故称其为"奇经"。

奇经八脉与十二经脉区别是：① 其分布和走向不像十二经脉那样规则：奇经八脉的分布不像十二经脉遍布全身,如人体之上肢无奇经八脉的分布;其走向,除带脉横行围腰腹一周、冲脉有一分支向下行走外,其余诸脉都是从下肢或少腹部向上行走。② 同五脏六腑无直接络属关系,但与奇恒之腑和部分脏腑有一定的联系。③ 奇经八脉之间无表里相配之关系。

【词句记忆】

1. 经脉者,所以决死生,处百病,调虚实,不可不通。

2. 经者,径也;经之支脉旁出者为络。

3. 十二经脉者,内属于腑脏,外络于肢节。

4. 经脉者,所以行气血而营阴阳,濡筋骨,利关节者也。

5. 经脉为里,支而横者为络,络之别者为孙络。

6. 经即大地之江河,络犹原野之百川也。

【思考题】

1. 何谓经络和经络学说? 经络系统是由哪些部分所组成的?

2. 经络系统的生理功能主要表现在哪些方面? 试简述之。

【问题解答】

1. **试述经络的主要生理功能。**

答：（1）沟通联络作用。主要表现在：脏腑同外周肢节的联系、脏腑同官窍的联系、脏腑之间的联系及经脉之间的联系。

（2）运输气血作用。人体各脏腑组织器官，必须得到通过经络系统输送来的气血的滋养，才能维持正常的生理功能。

（3）感应传导信息、调节功能平衡。经络能输送气血，调节全身功能，使其维持协调平衡状态，并能反映病理变化，输导药物到达病所，故能调节功能平衡。

2. **试述经络学说的临床应用体现在哪些方面？**

答：经络学说作为中医基础理论的重要组成部分，不仅可用以说明人体的生理功能，而且可用以阐释人体的病理变化，并指导疾病的诊断和治疗。

（1）阐释病理变化：由于经络有沟通表里、联络脏腑、运行气血及感应传导等作用，所以在病理条件下，经络就可能成为传递病邪和反映病变的途径。因此，可用经络学说来阐释人体的病理变化。如足厥阴肝经挟胃、注肺中，所以肝气郁结可以犯胃，肝火过旺可以犯肺等。

（2）指导临床诊断：由于经络有一定的循行路线

和络属脏腑,它可以反映所属脏腑或经脉的病变,因此可作为疾病诊断的依据。如胸胁乳房胀满疼痛,多为肝胆疾病。而头痛在前额者,多与阳明经有关;头痛在两侧者,多与少阳经有关;头痛在后头及项部者,多与太阳经有关;头痛在巅顶者,多与厥阴经有关。

(3)指导疾病治疗:经络学说被广泛地应用于临床各科,特别是对针灸、按摩和药物治疗,更具有重要的指导意义。比如,"药物归经"及"引经报使"理论。如治疗头痛,属太阳经的可用羌活,属阳明经的可用白芷,属少阳经的可用柴胡。羌活、白芷、柴胡,不仅分别归入手足太阳、阳明、少阳经,且能引导其他药物归入上述各经而发挥治疗作用。

【选择题举例】

1. 下列选项中,不属于经络生理功能的是:

A. 沟通表里上下,联络脏腑器官

B. 加强十二经脉与头面的联系

C. 通行气血、濡养脏腑组织

D. 感应传导作用

E. 调节功能平衡

【答案】B

【答题要点分析】所谓"经络的生理功能"是指整个

经络系统的功能,主要表现在沟通表里上下,联系脏腑器官;通行气血,濡养脏腑组织;感应传导;以及调节人体各部分功能四方面,即本题的 A、C、D、E。"加强十二经脉与头面的联系"是经别特有的作用,不能代表经络系统的生理功能。故正确答案是 B。

2. 最细小的络脉是

A. 孙络　　　　B. 别络　　　　C. 浮络

D. 经筋　　　　E. 脉络

【答案】A

【答题要点分析】经络分为经脉、络脉和连属组织三大部分,其中络脉分为孙络、别络和浮络,最细小的络脉为孙络,故选 A。

━━━━━━ **第二节　十二经脉** ━━━━━━

【重点提示】

十二经脉是经络系统中的主要组成部分,其他如奇经、经别和络脉等都是以十二经脉为主体,彼此联系,相互配合而发挥作用的,所以十二经脉对于人体的生理功能和病理变化有极为重要的意义。

1. 十二经脉的具体名称:

手太阴肺经、手阳明大肠经;足阳明胃经、足太阴

脾经

　　手少阴心经、手太阳小肠经；足太阳膀胱经、足少阴
肾经

　　手厥阴心包经、手少阳三焦经；足少阳胆经、足厥阴
肝经

　　2. 十二经脉的走向和交接与循行分布流注规律：

　　十二经脉的走向和交接与循行分布是有一定规律
可循的。《灵枢·逆顺肥瘦》说："手之三阴，从脏走手；
手之三阳，从手走头；足之三阳，从头走足；足之三阴，从
足走腹。"

　　【释难解疑】

　　1. 十二经脉的命名原则。

　　十二经脉对称地分布于人体的左右两侧，分别循
行于上肢或下肢的内侧或外侧，而每一条经脉又分别
隶属于一个脏或一个腑。因此，十二经脉的名称，即是
结合了阴阳、手足及脏腑等三方面要素而命名的。命名
原则如下：① 上为手，下为足：行于上肢者为手经，行
于下肢者为足经。② 内为阴，外为阳：四肢内侧前中
后依次为太阴、厥阴、少阴；四肢外侧前中后依次为阳
明、少阳、太阳。③ 脏为阴，腑为阳：阴经属脏，阳经
属腑。

2. 十二经脉的流注次序规律与循行过程中的重要交接点。

十二经脉是气血运行的主要通道。十二经脉分布于人体之内外,经脉中的气血运行是循环贯注的。经脉所运行之气血,自手太阴肺经开始,逐经依次相传至足厥阴肝经,再复注于手太阴肺经,首尾相贯,如环无端。其流注次序及重要交接点参见图示(图4-1)

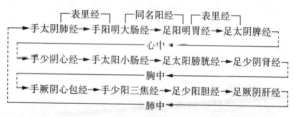

图4-1 十二经脉走向交接流注次序规律示意图

应当指出,上述十二经脉的流注次序是仅就一般而言,并非是说气血仅有此一种循行方式。实际上气血在体内是通过多条路径,多种循行方式运行的,它们之间既有体系的区别,又有密切的联系,从而共同组成了一个以十二经脉为主体的完整的气血循环流注系统。

【词句记忆】

1. 手之三阴,从脏走手;手之三阳,从手走头;足之三阳,从头走足；足之三阴,从足走腹。

2. 手三阳为三长,足三阳为三囊。

3. 肚腹三里留,面口合谷收。

4. 阴阳经络,气相交贯。

5. 人头者,诸阳之会也。诸阴脉皆至颈、胸而还,独诸阳脉皆上至头耳。

6. 十二经脉,三百六十五络,其血气皆上于面而走空窍。

【思考题】

1. 试述十二经脉的循行部位。

2. 十二经脉的走向、交接规律如何？

3. 十二经脉在四肢、头面和躯干是如何分布的？

4. 试述十二经脉的表里关系和流注次序。

【问题解答】

1. 十二经脉的走向、交接规律如何？

答：十二经脉走向交接规律：手三阴经从胸走手,交手三阳经；手三阳经从手走头,交足三阳经；足三阳经从头走足,交足三阴经；足三阴经从足走向腹、胸,交手三阴经。在十二经脉的循行衔接过程中,其交接的部位呈现出明显的规律性。即：相为表里的阴经与阳经在四肢部衔接;同名的手、足阳经在头面部相接;手、足阴经在胸部交接。

2. 十二经脉在头面及躯干部是如何分布的?

答:十二经脉在头面部的分布是:阳明经行于面部、额部;太阳经行于面颊、头顶及头后部;少阳经行于头侧部。十二经脉在躯干部的分布规律是:手三阴经均从腋下出走;手三阳经行于肩胛部;足三阳经为阳明经在腹部,太阳经在背部,少阳经在身侧部。循行于腹面自中间向两侧分布的次序依次是足少阴、足阳明、足太阴、足厥阴。

3. 按气血流注次序写出十二经名称。

答:手太阴肺经→手阳明大肠经→足阳明胃经→足太阴脾经→手少阴心经→手太阳小肠经→足太阳膀胱经→足少阴肾经→手厥阴心包经→手少阳三焦经→足少阳胆经→足厥阴肝经→手太阴肺经

【选择题举例】

1. 分布于下肢内侧后缘的是:

A. 足少阴肾经　　B. 足厥阴肝经　　C. 足阳明胃经

D. 足太阳膀胱经　　　　　　　　　　E. 足太阴脾经

【答案】A

【答题要点分析】足三阴经在肢体的循行排列次

序是：足太阴脾经在下肢内侧前线,足厥阴肝经在下肢内侧中线,足少阴肾经在下肢内侧后线,故应选 A。

2. 足太阳膀胱经与足少阴肾经相交之处是：

A. 手小指端　　B. 足小趾端　　　C. 手无名指端

D. 足次趾端　　E. 足大趾端

【答案】B

【答题要点分析】足太阳膀胱经分支沿足背外侧缘至于小趾外侧端,交于足少阴肾经,故应选 B。

3. 十二经脉中足太阴脾经在肢体的循行是：

A. 下肢外侧中线　　　B. 下肢内侧中线

C. 下肢内侧后线　　　D. 下肢外侧前线

E. 下肢内侧前线

【答案】E

【答题要点分析】足三阴经在肢体的循行排列次序是：足太阴脾经在下肢内侧前线,足厥阴肝经在下肢内侧中线,足少阴肾经在下肢内侧后线,故应选 A。

4. 3 条足阳经的走向是：

A. 从头走足　　B. 从足走头　　　C. 从头走手

D. 从手走头　　E. 从足走腹

【答案】A

【答题要点分析】《灵枢·逆顺肥瘦》说："手之三

阴,从脏走手;手之三阳,从手走头;足之三阳,从头走足;足之三阴,从足走腹。"故选 A。

第三节　奇经八脉

【重点提示】

奇经八脉的概念及特点。奇经八脉,又称"奇经",是指在十二经脉之外"别道而行"的 8 条经脉而言,包括督脉、任脉、冲脉、带脉、阴蹻、阳蹻、阴维、阳维在内。奇者,异也。由于奇经八脉在循行上及与内脏的联系上均有别于十二经脉,故称其为"奇经"。

奇经八脉的特点:第一,其分布和走向不像十二经脉那样有规则。奇经八脉的分布不像十二经脉遍布全身,如人体之上肢无奇经八脉的分布;其走向,除带脉横行围腰腹一周、冲脉有一分支向下行走外,其余诸脉都是从下肢或少腹部向上行走。第二,与奇恒之腑和部分脏腑有一定的联系,但同五脏六腑无直接络属关系。第三,奇经八脉之间无表里相配之关系。

【词句记忆】

凡十二经络脉者,皮之部也。

【思考题】

1. 何谓经别、别络、经筋和皮部？

2. 十二经别、十五络脉、十二经筋的特点和生理功能如何？

3. 试述十二皮部的基本特点和生理功能。

【问题解答】

1. 何谓十二经别？简述其主要生理功能。

答：十二经别是从十二经脉别出的 12 条重要支脉。十二经别的生理功能主要有以下五点：① 加强十二经脉中相为表里的两条经脉在体内的联系。② 加强了体表与体内、四肢和躯干的向心性联系。③ 扩大了十二经脉的分布范围。因十二经别的分布弥补了十二经脉所不到之处。④ 加强了十二经脉与头面部的联系。这主要是通过阴经的经别到达头面部来实现的。⑤ 加强了足三阴经、足三阳经与心脏的联系。

2. 简述别络的主要生理功能。

答：别络的生理功能主要有三：一是加强十二经脉表里两经的联系；二是渗灌气血以濡养全身；三是对其他络脉具有统率作用。

3. 试述皮部的概念和生理功能。

答：皮部，是指体表的皮肤按经络循行分布部位的分区。其生理功能主要有：一是抗御外邪,保卫机体;二是反映内在脏腑和经络的病变;三是扩展治疗方法、增加治疗效应。

【选择题举例】

1. 起于胞中的奇经是:

A. 阴维脉、阴跷脉
B. 阳维脉、阳跷脉
C. 冲脉、任脉、督脉
D. 任脉、督脉、带脉
E. 任脉、冲脉、带脉

【答案】C

【答题要点分析】带脉起于季胁,阴维脉、阳维脉起于下肢,阴跷脉、阳跷脉起于足踝下,只有督脉、任脉、冲脉 3 条奇经起于胞中。故应选 C。

2. 下列选项中,属于奇经八脉共有的生理功能是:

A. 加强十二经脉中相为表里的两条经脉在体内的联系

B. 加强十二经脉中相为表里的两条经脉在肢体的联系

C. 进一步密切了十二经脉之间的联系

D. 能约束纵行诸经

E. 维络诸阴经、阳经

【答案】C

【答题要点分析】奇经八脉包括冲、任、督、带、阴维、阳维、阴蹻、阳蹻8条经脉;它们纵横交叉于十二正经之间,进一步密切了十二经脉之间的联系。故应选 C。

3. 下列选项中,说法错误的是:

A. 冲脉为十二经之海

B. 冲脉为血海

C. 任脉为阳脉之海

D. 脑为髓海

E. 胃为水谷之海

【答案】C

【答题要点分析】任脉行于腹部、胸部正中线,在其循行过程中,多次与手足三阴经及阴维脉交会,能总任一身之阴经,故称为"阴脉之海"。本题称任脉为阳脉之海,显然是错误的,故应选 C。

4. "阳脉之海"指的是:

A. 任脉   B. 督脉   C. 阳维脉

D. 阳蹻脉   E. 冲脉

【答案】B

【答题要点分析】督,有总管、统率的意思。督脉行于背部正中,多次与手足三阳经及阳维脉交会,能总督一身之阳经,故称之为"阳脉之海"。故应选 B。

第五章 ◎ 病因与发病

第一节 外感性致病因素

【重点提示】

病因，就是导致人体发生疾病的原因，或者说致病因素。对病因的认识是对疾病认识的基础。因此，历代医家都对各种疾病发生的原因进行了深入的研究和探索。至宋代陈无择著《三因极一病证方论》才较正确地对病因进行了分类，将病因分为"外所因"、"内所因"和"不内外因"三类。"外所因"，即外感性致病因素，包括六淫和疠气。

【释难解疑】

1. 辨证求因的概念。

中医学认识病因，除了解某些直接致病的因素外，还根据各种病证的临床表现为依据来推求病因,从而为临床治疗提供依据。这种从症状和体征推求病因的方法,称之为"辨证求因",又称"审症求因"。"辨证求因"是中医学探讨发病原因的主要方法,也是中医病因学的主要内容。

2. 六淫与六气的区别。

六气,是指风、寒、暑、湿、燥、火 6 种自然界气候正常变化的外在表现。在正常情况下,六气是万物生长的条件,人类在长期的进化过程中,对六气已具有了适应能力,故六气对人体是无害的。

六淫,即风、寒、暑、湿、燥、火 6 种外感病邪的统称。当气候变化异常,六气发生太过或不及,或非其时而有其气(如春天应温而反寒,秋天应凉而反热等)以及气候变化过于急骤(如暴冷、暴热等),超越了人体的适应能力;或当人体正气不足,抵抗力下降之时,六气才能成为致病因素,侵犯人体而发生疾病。在这种情况下,六气便成为"六淫",又称为"六邪",是属于外感病的一类致病因素。

3. 风为百病之长。

"风为百病之长"属于风邪的性质和致病特点之一。风虽为春季主气,但一年四季皆有之。由此,风邪引发的外感病虽以春季为多,但又不局限于春季,其他季节也可发生。又因风邪具有开泄的特性，侵袭人体，最易使肌腠皮毛疏松，风邪多从肌腠皮毛而入；肌表毛窍开张，使机体抵抗力下降，为其他邪气的侵入提供了相关的条件，由之常引发风邪兼有其他邪气的一类外感病，如风寒、风热、风湿。因此，中医学认为，风邪是引发外感病的一种最为重要的致病因素，是其他外邪致病的先导，故曰"风者，百病之始也"，"风者，百病之长也"。

4. **寒性凝滞与收引的区别。**

寒性凝滞。"凝滞"即凝结阻滞不通之意。寒邪侵袭，阳气受损，气血失温而凝结阻滞不通，不通则痛，故有寒性凝滞，主痛之说。如寒邪伤人多见有头痛、腰痛、关节疼痛，且遇寒加重。

寒性收引。"收引"即收缩牵引之意。寒邪侵袭，可使人体气机收敛，腠理、经络、筋脉收缩而挛急。如寒伤肌表，卫阳被遏，毛窍腠理闭塞，可见恶寒发热，无汗；若寒伤经络关节，可使关节屈伸不利；寒伤血脉，血脉挛缩，可见到脉紧等。

5. **寒邪伤阳气与湿邪伤阳气的区别。**

寒为阴邪，易伤阳气。寒是阴气盛的表现，故属于阴。阴盛则寒，阳被阴制，呈现出一派机体失温的变化，故称阴盛则阳病。所以当外寒侵袭人体肌表时，卫阳被遏，可见到恶寒之症；若寒邪直中脾胃，可见脘腹冷痛、呕吐、腹泻等症状；若伤及心肾阳气，可见形寒肢冷、蜷卧喜温、下利清谷、脉微细等症状。

湿为阴邪，易阻遏气机，损伤阳气。湿性类水，故为阴邪。水湿之邪，侵入人体，易留滞于脏腑经络，阻遏气机的升降，脏腑经络阻滞，气机不畅，故常见于胸闷脘痞、胀满等症状。外感湿邪，最易损伤脾阳，导致脾阳不振，水湿内停，易见腹泻、水肿等症状。

6. 六淫、疠气的区别。

疠气，是指一类具有强烈传染性的病邪。故又有"瘟疫""疫毒""异气""戾气"等名称。疠气致病具有发病急骤，病情重，症状相似、传染性强，易于流行的特点。六淫邪气与疠气同属于外感致病因素范围，在发病途径上，皆从口鼻、肌表皮毛传入人体，两者的不同之处则在于：疠气致病有强烈的传染性，易于在人群中大面积的流行。六淫邪气侵袭，传染性则不是其主要特点。

【词句记忆】

1. 邪之生也，或生于阴，或生于阳。其生于阳者，得之风雨寒暑；其生于阴者，得之饮食居处、阴阳喜怒。

2. 风者，善行而数变。

3. 风为百病之长。

5. 痛者，寒气多也，有寒故痛。

6. 寒则气收。

7. 暑性升散,易伤津耗气。

8. 燥易伤肺。

9. 诸燥狂越,皆属于火。

10. 诸热瞀瘛,皆属于火。

11. 痈疽原是火毒生。

12. 百病之始生也,皆生于风雨寒暑,阴阳喜怒,饮食居处,大惊卒恐。

13. 百病皆生于六气,诸症莫逃乎四因。

14. 风寒暑湿燥火六气,皆令人咳。

15. 百病生于气也。

16. 风多则痒,热多则痛。

17. 湿胜则濡泻。

【思考题】

1. 何谓病因? 中医认识病因的方法是什么?

2. 何谓"六气"? 何谓"六淫"? 六淫致病的特点是什么?

3. 风邪的性质和致病特点是什么?

4. 寒邪的性质和致病特点是什么?

5. 暑邪的性质和致病特点是什么?

6. 湿邪的性质和致病特点是什么?

7. 燥邪的性质和致病特点是什么？

8. 火邪的性质和致病特点是什么？

9. 何谓外寒证？何谓内寒证？何谓伤寒与中寒？它们之间有何联系？

10. 何谓湿与外湿？二者之间有何联系？

11. 何谓疠气？疠气的致病特点有哪些？

【问题解答】

1. 何谓病因？简述中医认识病因的方法。

答：人体各脏腑之间，以及人体与自然界之间，保持着既对立又统一的整体联系，这种联系必须保持相对动态平衡，才能维持相对的正常生理活动，当某种原因破坏了这种动态平衡，而机体本身又不能调节恢复时，就会引起疾病。因此，中医病因学认为，凡是能够破坏人体相对平衡状态而引起疾病发生的各种原因，便称之为"病因"。

中医学认为，临床上没有无原因的证候，任何疾病都是在一定原因的影响和作用下，机体所产生的一种病态反映。因而，中医学认识病因有以下特点：① 中医认识病因，是以病证和临床表现为依据，来推求判断病因，即称为"辨证求因"。② 中医病因学的分类方法，是将致病因素和发病途径结合起来的分类法。③ 中医病因学不但研究病因的性质和致病特点,同时,也探讨各种致病因素所致病证的临床表现。

2. 何谓"六气"与"六淫"? 六淫致病的特点是什么?

答:六淫,即风、寒、暑、湿、燥、火6种外感病邪的统称。风、寒、暑、湿、燥、火是自然界中6种不同的气候变化,在正常情况下,称为"六气"。六淫致病,一般具有下列共同的特点:① 外感性:六淫为病,其发病途径多从肌表、口鼻而入,或两者同时受邪。② 季节性:六淫致病多具有明显的季节性。如春季多风病,夏季多暑病,长夏多湿病,秋季多燥病,冬季多寒病等。③ 环境性:六淫致病与生活工作或居住环境密切相关。如西北高原地区多寒病、燥病;东南沿海地区多热病、湿病;如久处潮湿环境,使人多感湿邪;高温环境作业,则又常感受火、热病邪等。④ 相兼性:相兼性是指六淫可由两种以上邪气同时侵犯人体而致病。如风寒感冒、湿热泄泻、风寒湿痹等。⑤ 转化性:六淫致病,在一定条件下,其证候性质可以发生转化。如寒邪入里可以化热;暑湿之邪滞留过久可以化燥等。

3. 试述风邪的性质和致病特点。

答:风邪的性质和致病特点有三点:① 风为阳邪,其性开泄,易袭阳位。因风善动不居,具有向上、向外、升发的特性,故为阳邪。人体的头面及肌表部为阳位,也是风邪最易侵袭之部位,即易袭阳位。其性开泄是指风邪侵袭人体,易使腠理疏松,开泄,可见汗出、恶风等症状。② 风性善行而数变。风邪致病具有病位游移,行无定处的特点,如风痹证等,故称风性善行。风邪致病具有发病急骤,变幻无常的特点,如风疹病所表现的发无定处,此起彼伏,即是风性数变的特点。③ 风为百病之长。风邪是外感邪气致病的先导,寒、热、湿、燥等邪气多依附于风邪而侵犯人体,如风寒、风热、风湿等。临床中由风邪为先导而发的外感病较为多见,故常把风邪当作外感致病因素的总称,故称风为"百病之长"。

4. 试述寒邪的性质和致病特点。

答·寒邪的性质和致病特点有以下三点·⑴ 寒为阴邪,易伤阳气。寒是阴气盛的表现,故属于阴。阴盛则寒,阳被阴制,呈现出一派机体失温的变化,故称阴盛则阳病。所以当外寒侵袭人体肌表时,卫阳被遏,可见到恶寒之症;若寒邪直中脾胃,可见脘腹冷痛、呕吐、腹泻等症状;若伤及心肾阳气,可见形寒肢冷、蜷卧喜温、下利清谷、脉微细等症状。② 寒性凝滞。"凝滞"即凝结阻滞不通之意。寒邪侵袭,阳气受损,气血失温而凝结阻滞不通,不通则痛,故有寒性凝滞,主痛之说。如寒邪伤人多见有头痛、腰痛、关节疼痛,且遇寒加重。

③ 寒性收引。"收引"即收缩牵引之意。寒邪侵袭,可使人体气机收敛,腠理、经络、筋脉收缩而挛急。如寒伤肌表,卫阳被遏,毛窍腠理闭塞,可见恶寒发热,无汗;若寒伤经络关节,可使关节屈伸不利;寒伤血脉,血脉挛缩,可见到脉紧等。

5. 试述暑邪的性质和致病特点。

答:暑邪的性质和致病特点有三点:① 暑为阳邪,其性炎热。暑为火热之气所化,故为阳邪。暑邪致病,使人体阳热之气过盛,常表现壮热、面赤、脉洪大等阳热症状。② 暑性升散,耗气伤津。暑性升发,可使腠理开泄而多汗,汗液过多而津液损伤,故见有口干渴、喜饮、尿短赤等症状。汗大泄,气亦随汗外泄,往往在津伤的同时伴有气虚之症状,如气短乏力,甚则昏倒、不省人事等。③ 暑多挟湿。暑季多雨而潮湿,热蒸湿动,故暑邪致病,多挟湿邪侵犯人体。临床中,除见有壮热、烦渴等暑热症状外,常兼见胸闷呕恶、困重、苔腻等湿阻症状。

6. 试述湿邪的性质及致病特点。

答:湿邪的性质及致病特点有以下四点:① 湿性重浊。重,指湿邪为病,多有重着沉重的感觉,如头重如裹、周身困重、四肢酸沉等。浊,即秽浊。指湿邪致病,可使分泌物或排泄物秽浊不清,如湿病面垢多眵、下痢黏液脓血、小便浑浊、妇女带下过多等。② 湿为阴邪,易阻遏气机,损伤阳气：湿性类水,故为阴邪。水湿之邪,侵入人体,易留滞于脏腑经络,阻遏气机的升降,脏腑经络阻滞,气机不畅,故常见到胸闷脘痞、胀满等症状。外感湿邪,最易损伤脾阳,导致脾阳不振,水湿内停,易见腹泻、水肿等症状。③ 湿性黏滞：主要表现在两个方面,一是指分泌物或排泄物多表现为涩滞不爽,如大便里急后重、小便涩滞不畅等。二是指湿邪为病多缠绵难愈、病程长、易反复等。④ 湿性趋下,易袭阴位：湿邪为病,多见于人体下部,如下痢、带下、下肢水肿等。

7. 试述燥邪的性质及致病特点。

答：燥为秋季主气,秋季气候干燥,则易于发生燥病。燥邪的性质及发病特点有以下两点：① 燥性干涩,易伤津液。燥为敛肃之气,其性干涩,致病最易耗伤津液,造成阴津亏虚,机体失其滋润而呈现出干燥之象。如口鼻咽干、皮肤干涩、大便干结等症状。② 燥易伤肺。燥邪伤人,多从口鼻而入,故最易伤肺。肺津损伤,宣降失常,因而出现干咳少痰、胶痰难咯,甚则痰中带血等症。因感受外界燥邪而发之病证,称为外燥证；燥邪为病又有温燥与凉燥之不同。初秋近夏,夏季余热之气未尽,气候偏于温热,燥与温热之气相合侵袭人体,故病多发温燥。深秋近冬,气候偏于寒凉,燥与寒凉之气相合侵袭人体,致病多发为凉燥。因此,燥邪为病,又有温燥与凉燥之不同。

8. 简述火热邪气的性质及致病特点。

答:火热邪气的性质及致病特点如下:① **火热为阳邪,其性炎上。** 火热之性,燔灼焚焰,升腾上炎,故为阳邪。阳热之邪气伤人,多见有高热、汗出、恶热、脉洪数等症状。由于火性炎上,致病常可见到面赤舌红、牙龈肿痛、咽喉红肿等头面部的症状,以及心烦失眠、神昏谵语、狂躁等火扰神明之症。② **火易耗气伤津。** 火热邪气致病,可使功能活动过于旺盛,而消耗人体正气。同时,消灼阴津,迫津外泄而使阴津受损。所以,临床上除见高热外,常伴有口渴喜冷饮、大便干结、小便短赤,以及精神委靡等气津损伤的症状。③ **火易生风动血。** 火热之邪,劫耗阴液,燔灼肝经,筋脉失养,以致热极生风,表现为高热、神昏抽搐、目睛上视、角弓反张等症。火热邪气,灼伤脉络,迫血妄行,则发生各种出血如吐血、衄血、尿血、便血等。④ **火易致肿疡。** 火热邪气迫血妄行,气血壅塞,火热腐蚀血脉则发为痈肿疮疡,表现为局部红、肿、热、痛。

心为火脏,具有主身之血脉和藏神的功能。火热邪气致病,最易侵犯血分,灼伤阴血,发为血热或动血之症,以及扰乱神明,出现烦躁、谵语、神昏等心神失常的变化。由于心属火,而火热之气致病,也最易影响心的生理功能,故称为"火热与心相应"。

9. 何谓疠气? 简述疠气的致病特点和六淫邪气与疠气在发病上的异同。

答:疠气,是指一类具有强烈传染性的病邪。故又有"瘟疫""疫毒""异气""戾气"等名称。疠气致病具有发病急骤、病情重、症状相似、传染性强、易于流行等特点。

六淫邪气与疠气同属于外感致病因素范围,在发病途径上,皆从口鼻、肌表皮毛传入人体。两者的不同之处在于疠气致病有强烈的传染性,易于在人群中大面积的流行,而六淫邪气传染性则不明显。

【选择题举例】

1. 易袭人体阴位的邪气是:

A. 风   B. 寒   C. 暑

D. 湿   E. 燥

【答案】 D

【答题要点分析】 湿为阴邪,其性类水,故湿邪致病多见人体下部的症状,如下肢浮肿、淋浊、带下等症病,多由湿邪下注所致。故有湿性趋于下,易袭人体阴位之说。所以应选 D。

2. 易袭人体阳位的邪气是:

A. 风　　　　　B. 寒　　　　　C. 暑

D. 湿　　　　　E. 燥

【答案】A

【答题要点分析】风邪具有升发,善动不居,向上向外的特性,所以风邪侵袭人体,常易伤及人体的头面、阳经和肌表,故应选 A。

3. 下列选项中,不属于六淫风邪的性质和致病特点的是:

A. 其性开泄　　　　B. 耗气伤津

C. 善行而数变　　　D. 为百病之长

B. 易袭人体之阳位

【答案】B

【答题要点分析】风为阳邪,其性开泄,风邪袭人,使腠理开,微有汗,但不会造成耗气伤津。故应选 B。

4. 下列有关湿邪的性质和致病特点的叙述,不确切的是:

A. 湿性重浊　　　　　B. 湿性凝滞

C. 湿为阴邪,阻遏气机,损伤阳气

D. 湿性黏滞　　　　　E. 湿性趋下,易袭阴位

【答案】B

【答题要点分析】湿邪的性质和致病特点主要有四

方面,即:湿性重浊;湿为阴邪,易阻遏气机,损伤阳气;湿性黏滞;湿性趋下。而"凝滞"则属于寒邪的致病特点。故应选 B。

第二节 内伤性致病因素

【重点提示】

病因,就是导致人体发生疾病的原因,或者说致病因素。对病因的认识是对疾病认识的基础。因此,历代医家都对各种疾病发生的原因进行了深入的研究和探索。至宋代陈无择著《三因极一病证方论》才较正确地对病因进行了分类,将病因分为"外所因""内所因"和"不内外因"三类。"内所因",即内伤性致病因素,包括内伤七情、饮食失宜、劳逸失度等。

【释难解疑】

1. 六淫、疠气、七情内伤的区别。

疠气,是指一类具有强烈传染性的病邪。故又有"瘟疫""疫毒""异气""戾气"等名称。疠气致病具有发病急骤、病情重、症状相似、传染性强、易于流行的特点。六淫邪气与疠气同属于外感致病因素范围,在发病途径上,皆从口鼻、肌表皮毛传入人体。两者的不同之处则在于：疠气致病有强烈的传染性，易于在人群中大面积的流行。六淫邪气侵袭，传染性则不是其主要特点。

七情，指喜、怒、忧、思、悲、恐、惊 7 种情志变化。一般情况下属于正常的精神活动，并不会使人致病。中医学认为，只有突然、强烈或长期持久的情志刺激超过了人体所能调节的范围，使人体气机紊乱，脏腑气血阴阳失调，才能导致疾病的发生，此时的七情才能成为致病因素。七情内伤致病不同于六淫和疠气，六淫之邪和疠气主要从口鼻或皮毛侵入机体，而七情则是直接影响有关的内脏而发病，故又称其为"内伤七情"，是导致内伤杂病的主要致病因素之一。

【词句记忆】

1. 百病皆由痰作祟。

2. 血有余则怒，血不足则恐。

3. 怒则气上；喜则气缓；悲则气消；恐则气下；惊则气乱；思则气结；忧则气闭。

4. 酒者，大热有毒，气味俱全，乃无行之物。

5. 伤食者必恶心吞酸，伤食者必多吐泻，伤食者必恶饮食，伤食者必不能消化，伤食者必头痛发热。

6. 久卧伤气。

【思考题】

1. 何谓七情？七情的致病特点有哪些？

2. 饮食失宜包括哪些具体内容？

3. 劳伤分为哪几种？主要损伤人体的哪些物质？

【问题解答】

1. 何谓七情？七情的致病特点有哪些？

答：七情，即喜、怒、忧、思、悲、恐、惊7种情志变化。七情致病的特点：① 直接伤及内脏。七情过激，可直接伤及内脏，不同的情志变化，又可以伤及不同的脏腑。从临床来看，一般情志所伤，最常出现心、肝、脾三脏的病变。② 影响脏腑气机。七情内伤致病，常出现与之相关内脏的气机失调。具体表现有怒则气上；喜则气缓；悲则气消；恐则气下；惊则气乱；思则气结；忧则气闭。③ 情志波动，影响病情。七情内伤不仅可以引起疾病发生，而且情志的异常波动，还可以使病情加重或迅速恶化。

2. 饮食失宜包括哪些具体内容？

答：饮食失宜致病主要有以下三方面：

（1）饥饱失常：如果饮食不足或过饱都会导致疾病的发生。包括：① 过饥；② 暴饮暴食、过饱；③ 过食肥甘厚味。

（2）饮食不洁：若进食不洁，可引起多种胃肠疾病,出现腹痛,吐泻和寄生虫病。若进食腐败变质或有毒的食物,可引起中毒,甚则死亡。

(3)饮食偏嗜:饮食要适当调节,才能使人获得各种所需要的营养。若饮食偏嗜,或过寒、过热,可导致体内阴阳失调,或因某些营养缺乏而发生疾病。饮食偏嗜包括:① 饮食偏寒。② 饮食偏热。③ 饮食五味偏嗜。

3. 简述劳逸损伤的分类及具体内容。

答:劳逸损伤致病分为过劳和过逸两方面:

(1)过劳:包括劳力过度,劳神过度和房劳过度 3 种。① 劳力过度则伤气,久之则气少力衰,神疲消瘦。② 劳神过度,耗伤心血,损伤脾气。所以,思虑太过常出现心悸、健忘、失眠、多梦,以及纳呆、腹胀便溏等症。③ 房劳过度,则耗伤肾精。临床常见腰膝酸软、精神委靡、性功能减退等病症。

(2)过逸:即指过度安闲而缺少运动。安逸过度,易使人体气血不畅,脾胃功能减弱,表现出精神不振、食少乏力、肢体软弱,甚则发胖、动则气喘、心悸、汗出等。故《素问·宣明五气》说:"久卧伤气"。

【选择题举例】

1. 导致"薄厥"的病因多数是:

A. 过度恐怖,恐则气下

B. 过度喜笑,喜则气缓

C. 过度愤怒,怒则气上

D. 过度悲哀,悲则气消

E. 过度思虑,思则气结

【答案】C

【答题要点分析】过度愤怒,使肝气逆乱,血随气逆,并走于上,可见面红目赤,甚则突然昏倒,不省人事,即产生薄厥。故应选择C。

2. **下列有关饮食偏嗜选项中,提法不确切的是:**

A. 味过于酸,肝气以津,脾气乃绝

B. 味过于苦,脾气不濡,胃气乃厚

C. 多食咸,则脉凝泣而变色

D. 多食苦,则骨痛而发落

E. 多食辛,则脉急而爪枯

【答案】D

【答题要点分析】长期嗜食某种食物,会使相应的脏腑功能失调。例如,多食苦,可使心气偏盛,导致过分克制肺金,使肺气受损而皮槁毛拔。备选答案D所列述的症状是不确切的,故应选D。

3. **导致"心无所倚,神无所归,虑无所定,惊慌失措"的情志致病因素是:**

A. 喜   B. 怒   C. 思   D. 惊   E. 悲

【答案】D

【答题要点分析】惊则气乱,是指突然受惊,可导致心无所倚,神无所归,虑无所定,惊慌失措。故本题应选 D。

4. 七情致病最先伤及的脏是:

A. 心   B. 肺   C. 肝   D. 脾   E. 肾

【答案】A

【答题要点分析】七情致病虽可伤及相应的脏腑,但主要先作用于心。因为,人的精神意识思维情志变化等功能活动,虽可分属于五脏,但主要归属于心主神明的生理功能,故称心为"五脏六腑之大主"。故本题应选 A。

第三节　病理产物性致病因素

【重点提示】

在传统中医学中还有一些病因,它们原本是某些疾病的病理产物,这些病理产物在体内又可对人体造成新的损害,成为发病的病因,被称为"继发性病因","病理产物性致病因素"主要包括痰饮、瘀血、结石等。

【释难解疑】

1. 有形之痰与无形之痰的概念区别。

痰饮,是由于机体津液代谢失常所形成的病理产物。痰饮一般分为有形与无形两类：

（1）有形之痰饮：指视之可见，触之可及或闻之有声的痰浊饮邪。

（2）无形之痰饮：指某些因痰饮而引起的疾病或症状。临床常见的痰饮症状有头目眩晕、恶心呕吐、心悸气短、神昏或癫狂等，患者出现这些症状，但看不到有排出的实质性痰饮，此类病证如按痰饮进行治疗，能收到较好的疗效，故称其为无形的痰饮。

2. 瘀血与血瘀的区别。

瘀血：指体内血液不能正常循行所形成的病理产物，能继发新的病变，属于病因学概念。

血瘀：指血液运行不畅或血液瘀滞不通的病理状态，属于病机学概念。

3. 瘀血的病症特点。

瘀血病症的主要特点是：疼痛；肿块；出血；面色黧黑，唇舌紫暗；脉多见涩或结代。

【词句记忆】

1. 血受寒则凝结成块，血受热则煎熬成块。

2. 稠浊者为痰，清稀者为饮。

3. 脾主湿，湿动则为痰；肾主水，水泛亦为痰。

4. 痰之化无不在脾，痰之本无不在肾。

【思考题】

1. 何谓痰饮？痰与饮有何异同？其形成的原因有哪些？

2. 何谓瘀血？其形成的原因和所致病证的特点有哪些？

【问题解答】

1. 何谓痰饮？痰饮是如何形成的？痰和饮的病证特点是什么？

答：痰和饮都是水液代谢障碍所形成的病理产物，一般是以较稠浊的称为"痰"，清稀的称为"饮"。从痰和饮所致的病证来划分，痰又分为有形之痰和无形之痰两种。有形之痰，即指看得见，可触及的有形质之痰液，如咯吐出的痰液、瘰疬、痰核等；无形之痰，是指停滞在脏腑、经络等组织中的，看不见形质的痰液，多以临床证候来确定。如某些眩晕昏仆、癫狂等病证。饮则是根据水液停留于人体的部位及症状的不同，划分为痰饮、悬饮、溢饮、支饮4种。

痰饮的形成，多是由于肺、脾、肾、三焦等脏腑气化功能失常，水液代谢障碍，导致水液停滞于内而成。痰饮形成后，由于停滞的部位不同，临床表现也不同。一般来讲，饮多停积于肠胃、胸胁和肌肤；痰则随气升降流行,内而脏腑,外而筋骨皮肉,影响气血运行和脏腑气机的升降,以致形成多种病证。

痰邪的病证特点是:痰滞在肺,可见喘咳咯痰;痰阻于心,可见胸闷心悸;痰迷心窍,可见神昏,痴呆;痰停于胃,可见恶心呕吐,胃脘痞满;痰在经络筋骨,可致痰核瘰疬,肢体麻木,或半身不遂,或发为阴疽流注等。痰浊上犯于头,可见眩晕,昏冒;痰气凝结咽喉,可见咽中如梗,吞之不下,咯之不出之症。故有"百病多由痰作祟"之说。

饮邪的病证特点是:饮在肠间,则腹鸣沥沥有声;饮在胸胁,则胸胁胀满,咳唾引痛;饮在胸膈,则胸闷、咳喘,不能平卧,其形如肿;饮溢肌肤,肌肤水肿、无汗、身体痛重。

2. 何谓瘀血?其形成的原因和所致病证的特点有哪些?

答:瘀血,包括积存体内的离经之血,以及阻滞于经脉脏腑内的运行不畅的血液。瘀血是疾病过程中所形成的病理产物,又是某些疾病的致病因素。

瘀血的形成主要有两方面:一是由于气虚、气滞、血寒、血热等原因,使血行不畅而瘀滞。二是由于外伤等原因,以致血离经隧,积存于体内而形成瘀血。

瘀血具有的共同病证特点是:

(1)疼痛:瘀血所致疼痛多为刺痛,痛处固定不移,拒按,夜间痛势尤甚。

(2)肿块：瘀血阻滞经脉、组织、脏腑，或外伤可形成肿块，肿块在体内一般固定不移，在体表局部可见青紫肿胀。

(3)出血：瘀血阻滞，经脉瘀塞不通，血涌络破则导致出血，血色紫暗，或夹有血块。

(4)望诊特点：瘀血积留既久，新血不生，肌肤经脉失于濡养和充盈，故面色唇舌紫暗，舌上或有瘀点、瘀斑。或见面色黧黑，肌肤甲错。

(5)脉诊特点：瘀血阻滞，血脉失充，流行不畅，多见涩或结代脉。

【选择题举例】

1. 瘀血病证所出现的疼痛之特征是：

A. 游走性疼痛　　　B. 胀痛　　　　　C. 绞痛

D. 酸痛　　　　　　E. 刺痛

【答案】E

【答题要点分析】疼痛是临床常见症状，由于引起疼痛的原因不同，其疼痛的性质也不相同。瘀血致疼痛为刺痛，位置固定，拒按。故应选择E。

2. 下列选项中，不属于气虚出血的是：

A. 出血多见于身体的下部

B. 血色淡、质清稀

C. 伴有气虚症状

D. 出血伴有刺痛拒按

E. 出血时间较长

【答案】D

【答题要点分析】气虚所致出血,多具有出血时间较长,血色浅淡质清稀,身体下部出血,以及伴有气虚的其他症状等特点,而出血伴有刺痛、拒按,属于血瘀引起的出血。故应选择 D。

3. 下列选项中,不属于瘀血形成的原因是:

A. 气虚、气滞　　B. 血寒、血热　　C. 外伤

D. 肝郁气滞　　　E. 饮食、劳倦

【答案】E

【答题要点分析】瘀血形成可由气虚或气滞引起,这主要是由于气血关系中气为血帅,若气虚或气滞,可致推动血液之力减弱或障碍,久之可引发瘀血病证;血寒可使血脉挛缩,血液凝滞;血热则耗伤血中津液,形成瘀血;外伤,可造成血脉受损,离经之血未能消散即为瘀血;肝主疏泄,肝郁气机不利,气滞则血瘀,就会导致瘀血的形成,故以上多种原因都可致瘀。饮食和劳倦不是直接致瘀的主要原因,故选 E。

第六章 ● 病 机

第一节 发病机制

【重点提示】

疾病的发生，或是"正气不足"，或是"邪气太盛"，或是两者兼而有之的结果。中医学认为正气不足是疾病发生的内在依据，邪气是发病的重要条件。人体正气盛衰状况与其体质、精神状态、生活环镜、营养和锻炼等因素密切相关。千百年来，古代医家在同疾病作斗争的过程中，通过对发病过程的反复观察，并经过临床实践的反复验证，逐步加深了对疾病发生、发展和转归的认识，并总结出了有关疾病发生、发展的基本理论和规律，从而有效地应用于中医学的临床实践。

【释难解疑】

1. 邪正盛衰与虚实的关系。

《素问·通评虚实论》指出："邪气盛则实，精气夺则虚。"此虚与实，是指两种不同的病理状态而言。所谓实，主要指邪气亢盛，是以邪气盛为矛盾主要方面的一种病理反应。在临床上可出现一系列病理性反应比较剧烈的有余的证候表现。所谓虚，主要指正气不足，是以正气虚损为矛盾主要方面的一种病理反应。由于脏腑功能减退，抗病能力低下，难以出现剧烈的病理反应，而导致一系列虚弱、衰退和不足的证候表现。

2. 虚实转化病机的特点。

虚实转化是指疾病在发展过程中，由于邪正双方的力量对比发生变化，使疾病的虚实状态发生根本性的转变，这是一种事物本质的改变，包括由实转虚和因虚致实两类。由实转虚，指病变本属实证，但由于失治或误治等原因，致使人体正气受到损伤，使疾病出现一系列虚性的病理反映。因虚致实，是指由于脏腑功能减退等原因，致使气、血、水等不能正常代谢运行，水湿、瘀血、痰饮等实邪滞留体内的病理变化。

3. **虚实真假与虚实错杂病机的区别要点。**

虚实真假：在某些情况下，疾病的现象与本质不完全一致，可出现某些虚实真假的病机变化，包括真虚假实和真实假虚两种情况。真虚假实,指由于脏腑亏虚,气化无力,出现类似实证的病理表现,实为假象。真实假虚,指由于实邪结聚于体内,气血不能畅达于外,出现假虚征象的病机变化。

虚实错杂:指邪盛和正衰同时存在的病机变化,分为两类。一是虚中夹实,指正虚为主,但又兼夹邪实的病理状态。二是实中夹虚,指以邪实为主,兼见正气虚损的病理状态。

4. 阴阳互损发生的条件。

阴阳互损,是指在阴阳任何一方虚损的前提下,病变发展累及相对的一方,形成阴阳两虚的病理状态。由于肾为一身阳气、阴液之根本。阴阳互损多是在它脏虚损,伤及肾阴肾阳,或是肾本身阴阳失调的情况下而发生的。

5. 阴阳格拒病机的形成及临床鉴别要点。

阴阳格拒,是疾病发展到寒极或热极的时候,出现与疾病本质相反的一些假象,即所说的寒极似热,热极似寒。阴阳格拒,是由于阴或阳一方偏盛至极,阻遏于内,将另一方排斥格拒于外,使阴阳之间不相维系,从而出现真寒假热,或真热假寒复杂的病理变化。因此,阴阳格拒是阴阳失调中比较特殊的一类病机,它包括阴盛格阳和阳盛格阴两方面。

阴盛格阳,又称格阳,是由于阴寒之邪壅盛于内,逼迫阳气浮越于外,致使阴阳之间不相顺接,形成相互排斥格拒的一种病理状态。所以阴寒内盛是疾病的本质,而格阳于外,常可见到假热之象是其要点。

阳盛格阴,又称格阴,是由于邪热内盛,深伏于里,阳气被遏,郁闭于内不得外达,形成格拒阴于外的一种病理状态。所以热盛于内是疾病的本质,而格拒阴于外,常可见到假寒之象是其要点。

6. 亡阴与亡阳的区别及两者的关系。

亡阴,是指机体阴液突然性的大量消耗或丢失,致使全身严重衰竭的病理状态。其形成原因多由邪热炽盛,或热邪久留,大量煎灼津液,或因汗、吐、下过度,耗伤阴液所致。阴液亡失,脏腑功能严重衰竭,可见汗出而黏,喘渴烦躁,身体消瘦,甚则手足蠕动等症。

亡阳,是指机体的阳气突然脱失,致使全身功能严重衰竭的病理状态。多因邪盛正衰,正不胜邪而亡失,或素体阳虚,过汗耗伤;或久病虚阳外越所致。阳气亡失,机体失温,功能活动衰竭,可见大汗淋漓、汗清冷、肌肤手足逆冷、脉微欲绝等症。

由于阴阳之间存在着互根互用,相互依存的关系,亡阴则必导致阳气无所依附而散越,亡阳则必致阴无以化而耗竭。所以一方亡失,必然导致另一方继之亡失,最终成为阴阳离决,精气乃绝,生命活动也随之终止而死亡。

【词句记忆】

1. 邪气盛则实,精气夺则虚。

2. 阳盛格阴,阴盛格阳。

3. 至实有羸状,误补益疾;至虚有盛候,反泻含冤。

4. 阳虚则外寒,阴盛则内寒;阳盛则外热,阴虚则内热。

5. 重阳必阴,重热则寒,重阴必阳,重寒则热。

6. 阴盛于内,迫阳于外,外假热而内真寒,格阳证也。

7. 至虚之病,反见盛候;大实之病,反见羸状。

8. 上气不足,脑为之不满,耳为之苦鸣,头为之苦倾,目为之眩。

9. 热迫血可以妄行。

10. 水为至阴,故其本在肾;水化为气,故其标在肺;水唯畏土,故其制在脾。

11. 水停则气阻。

12. 津亏血瘀,津枯血燥。

13. 阴阳气不相顺接,便为厥。

14. 通则不痛,痛则不通。

15. 凡诸病之作,皆由血气壅滞,不得宣通。

【思考题】

1. 何谓病机? 中医病机学的基本病机含义如何? 包括哪些方面?

2. 邪正盛衰如何决定病机的虚实?

3. 简述虚和实的病机及证候表现。

4. 何谓虚实病机的错杂、转归及真假? 试举例说明之。

5. 邪正盛衰如何影响病势的发展与转归?

6. 何谓阴阳失调? 阴阳失调包括哪几方面的病理变化?

7. 阳盛、阴盛、阳虚、阴虚的病理机制如何? 有何寒热表现?

8. 何谓阴阳互损? 阴损及阳和阳损及阴有哪些病理反映?

9. 何谓阴阳格拒? 阴盛格阳和阳盛格阴在寒热表现上有何真假疑似情况?

10. 何谓气血失常? 气血失常病机包括哪方面的病理变化?

11. 气虚、气滞、气逆、气陷的病理表现为何?

12. 血虚、血瘀、血热、血液妄行的病理表现如何?

13. 气血互根互用功能失调的病机主要包括哪几方面?

14. 何谓气滞血瘀、气不摄血、气随血脱? 其病理表现如何?

15. 津液代谢的失常主要与哪些脏腑的功能失调有关? 其病机变化包括哪些方面?

16. 津液不足的病理机制如何? 有何主要的病理表现?

17. 津液的输布或排泄障碍,其病理机制如何? 主要有哪几方面的病理表现?

18. 津液和气血的功能失调,主要包括哪几方面的病理变化?

【问题解答】

1. 简述虚和实的病机及病理表现。

答:所谓实,主要指邪气亢盛为主的一种病理反应。在临床上可出现一系列病理性反应比较剧烈、有余的证候表现。临床上常见壮热、狂躁、声高气粗、腹痛拒按、二便不通、脉实有力等病理表现。

所谓虚,主要指正气虚损为主的一种病理反应。由于脏腑功能减退,抗病能力低下,难以出现剧烈的病理反应,而导致一系列虚弱、衰退和不足的证候。多见于素体虚弱或疾病的后期及多种慢性病,具有身体瘦弱、神疲体倦、声低气微、自汗盗汗、畏寒肢冷、脉虚无力等病理表现。

2. 何谓虚实病机的错杂、转化及真假? 试举例说明之。

答:虚实错杂:指邪盛和正衰同时存在的病机变化,分为两类。一是虚中夹实,指正虚为主,但又兼夹邪实的病理状态。如脾阳不振,运化无权之水肿病,就属于此类。二是实中夹虚,指以邪实为主,兼见正气虚损的病理状态。如外感热病发展过程中,由于邪热炽盛,煎灼津液,从而形成实热伤津,气阴两伤的病证。

虚实转化:指疾病在发展过程中,邪正双方的力量对比发生变化,使疾病的虚实状态发生转化的病理过程,分为两类。一是由实转虚,指病变本属实证,但由于失治或误治等原因,致使人体正气受到损伤,使疾病出现一系列虚性的病理反映。如外感性疾患,由疾病初期的实证,到疾病后期的气阴两虚证。二是因虚致实,指由于脏腑功能减退,正气不足导致邪实占据了主导地位,致使气、血、水等不能正常代谢与运行,水湿、瘀血、痰饮等实邪滞留体内的病理变化。如临床常见的脾肾阳虚,温运气化无力所致的水肿或腹水等实邪贮留,但虚象仍然存在的一种病理状态,即属于因虚而致实的病理改变。

虚实真假：疾病发展过程中出现临床症状与疾病本质不完全一致的现象，包括真虚假实和真实假虚两种情况。所谓真虚假实，指由于脏腑亏虚，气化无力，出现临床症状类似实证，病的本质仍为正虚的病理表现。如脾气虚极，运化功能严重减退，除见纳食减少、疲乏无力、脉虚而细弱等症状外，同时可见脘腹胀甚、腹痛便秘等似实非实的假实证候表现。所谓真实假虚，指实邪结聚于体内，使气血不能畅达于外，出现假虚征象，而病的本质仍为邪实的病理表现。如热结肠胃的阳明腑实证，即因邪热内结，腑气不通，阳气郁闭于内而不能外达，除见大便秘结、腹满硬痛拒按、潮热、谵语等外，有时又可出现精神委靡、肢体倦怠等假虚的证候表现。

3. 如何理解"至虚有盛候""大实有羸状"？

答：至虚有盛候，指机体虚衰到一定程度的时候，有时会出现一些与虚证本质不相符合的邪气有余过盛的表现。这些有余过盛现象的出现，是由于体内脏腑功能活动低下，气血亏虚，或气机不利，气血运行不能通达，在外部反而表现出某些有余之象。因此，体内的虚衰不足是病本，而有余过盛是因正气虚衰至极所表现的假象。故称"至虚有盛候"，多是在疾病发展到严重阶段时出现的病理反应。

大实有羸状,指当体内邪实过盛发展到一定程度时,有时会出现一些与邪实的病本不相符合的不足虚衰的表现。此因邪实过盛,结聚于内,或有形之邪阻滞脏腑经络,致使经络气血不得畅达于外,内外上下不通,故可出现外在的假虚之象。体内邪实为病本,外在的虚是假象,称为"大实有羸状"。

"至虚有盛候、大实有羸状",是临床上出现的疾病本质与现象不相一致的两种特殊的病理变化。一般情况下,内在病理变化的本质,与反应于外的现象应该是一致的,可以真实地反映疾病的虚实本质。但在特殊情况下,即疾病的表现与本质不相一致的时候,就可以表现出某些与疾病本质不符的症状,称为假象。这些假象,不能真实地表现疾病的虚实状态,因而被称为"虚实真假病理"。

分辨虚实真假不同于虚实错杂,虚实真假是疾病发展到一定阶段,反应于外的症状和体征具有混杂的表现特点。因此,临床中必须认真分析疾病的虚实,透过现象看清疾病本质,针对疾病的本质进行治疗,才能收到良好的效果。虚实错杂是虚实两种性质不同病理反应同时并存的复杂病理变化,表现出既有正气不足,又有邪气停留两种不同的病理反应。因而在治疗中,必须虚实兼顾,才能使机体恢复健康。

4. 何谓阴阳失调? 阴阳失调包括哪几方面的病理变化?

答: 阴阳失调, 是阴阳失去协调平衡的简称。是指机体在各种致病因素的作用下, 使阴阳消长平衡遭到破坏, 从而形成阴阳偏盛、阴阳偏衰等一系列阴阳失调的病理状态。

阴阳失调的病理变化可分为阴阳偏盛、阴阳偏衰、阴阳互损、阴阳格拒和阴阳亡失。

阴阳偏盛: 即当阴阳属性不同的邪气侵犯人体, 使机体的阴阳相对平衡遭到破坏, 形成以阴偏盛或阳偏盛为主要矛盾的病理反应。即"阴盛则寒""阴盛则阳病""阳盛则热""阳盛则阴病"。

阴阳偏衰: 即由于体内的阴液不足, 或阳气衰退, 导致阴阳相互对立制约的关系失调, 形成以阴虚阳亢或阳虚阴盛为特点的病理反应, 即"阴虚则热""阳虚则寒"。

阴阳互损: 主要指阴或阳任何一方虚损不足, 病变逐渐累及相对一方, 形成阴阳两虚的病理反应。即"阴损及阳""阳损及阴"。

阴阳格拒: 是阴阳失调中较为特殊的一类病理变化, 主要是由于阴或阳的某一方偏盛至极, 将对方排斥格拒于外, 形成阴阳之间不相维系的病理状态, 即"格阳""格阴"。

阴阳亡失：即由于机体的阴液或阳气突然大量耗散，从而导致生命垂危的一种病理状态。即"亡阴""亡阳"。

5. 何谓阳盛、阴盛? 其病理机制及临床表现如何?

答：阳盛，是指机体在疾病过程中所出现的一种阳气偏盛，功能活动亢奋，机体反应性增强的病理状态。阳盛的形成多因感受温热阳邪，或感受阴邪从阳化热，或五志过极化火等因素所致。阳盛病机的特点，表现为阳气亢盛而阴液未虚的实热证。其主要病机和临床表现是：① 阳气亢盛，常出现以热、动、躁为其特征的热象，如壮热、面红目赤、手足躁扰等。即"阳盛则热"。② 阳气亢盛必然煎灼津液，耗伤阴液，久之可伤及阴精，由实热证转化为实热兼阴虚证或虚热病证，即"阳盛则阴病"常可见到烦渴、尿赤、便干等伤阴之症。

阴盛，是指机体在疾病过程中所出现的一种阴气偏盛，功能活动障碍或减退，产热不足，以及阴寒性病理性代谢产物积聚的病理状态。阴盛的形成多为感受寒、湿之邪，或过食生冷等因素所致。阴盛病机的特点，表现为阴盛或阳未虚的实寒证。其主要病机和临床表现是：① 阴气偏盛，易于导致脏腑组织功能抑制或障碍，温煦气化作用减弱，出现阴寒之象，如恶寒，脘腹冷痛，呕吐清冷,苔白、脉迟等,所以说"阴盛则寒"。② 阴气偏盛,阳气被遏,气化障碍,则出现痰湿贮留、血脉凝涩等病症。③ 阴气偏盛,久必伤及阳气,所以阴盛实寒病证,常可伴有机体生理功能减退,热量不足的阳虚症状,所以说"阴胜则阳病"。

6. 何谓阳偏衰,阴偏衰? 其病理机转及临床表现如何?

答:阳偏衰,即阳虚,是指机体阳气虚损,功能减退或衰弱的病理状态。阳偏衰的形成,多为先天禀赋不足、后天失养、劳倦内伤,或久病损伤阳气所致。其病机特点,表现为机体阳气不足,阳虚不能制阴的虚寒证,其主要病机和临床表现是:① 阳气不足,温煦作用减弱,机体常见到虚寒之象,如畏寒肢冷、喜温喜按、面色白、舌淡等症。② 阳虚气化功能减弱,脏腑功能活动低下,血和津液的运行迟缓,常见到精神不振,喜静蜷卧,脉迟而弱等症。阳虚水液不化,可见到尿少,浮肿,或小便清长,下利清谷。③ 阳偏衰多以脾肾之阳虚为主。肾为先天之本,又为一身阳气之根,脾为后天之本,为气血生化之源。所以,脾肾阳虚在阳虚的病机中极为常见。

阳虚则寒与阴盛则寒的病机区别在于,阳虚则寒是因虚致寒,虚中见有寒象,而阴盛则寒是以寒实为其主要见症。

阴偏衰,即阴虚,是指机体精、血、津液等物质亏耗,以致阴不制阳,导致机体虚性亢奋的病理状态。阴偏衰的形成,多为阳邪伤阴,或五志化火伤阴,或久病耗伤阴液所致。其病机特点,表现以阴液不足,阳相对偏亢的虚热证。其主要病机和临床表现是:① 阴液不足,不能制约阳气,表现出阳气偏亢的虚热之象,如五心烦热、骨蒸潮热、面红升火、盗汗、舌红、脉细数等症。② 阴液不足,滋养、濡润、宁静作用减退,可见消瘦、口燥咽干、舌少津、心烦失眠等症。③ 阴虚病变以肝肾之阴虚为主,其中肾阴为一身阴液之根,所以,肾阴不足在阴虚病机中占有极为重要的地位。

阴虚则热与阳盛则热病机区别在于,阴虚则热是阴液损伤而见到热象,故称虚热。阳胜则热是以阳气盛为主,故称实热。

7. 何谓阴阳互损? 简述阴损及阳和阳损及阴各自的病理反应。

答:阴阳互损,指在阴阳任何一方虚损的前提下,病变发展影响到相对的一方,形成阴阳两虚的病理状态。由于肾为一身阳气、阴液之根本。所以,阴阳互损多是在它脏虚损及肾的阴阳,或是肾本身阴阳失调的情况下而发生的。

阴损及阳,即阴液亏虚而累及阳气,使阳气生化不足或无所依附而耗散,在阴虚的基础上进而导致阳虚,形成以阴虚为主的阴阳两虚的病理状态。如肾阴虚,常见有五心烦热、盗汗、遗精、腰膝酸软、失眠多梦等阴虚阳亢症状,久之则会伤及肾阳,可出现畏寒肢冷、精神委靡、五更泄泻等症状,此即为阴损及阳的阴阳两虚证。

阳损及阴,即由于阳气虚损,而累及阴液的生化不足,在阳虚的基础上继而导致了阴虚,形成了以阳虚为主的阴阳两虚的病理状态。如肾阳虚,气化失司,水液内停,溢于肌肤所致的水肿一证,常见的畏寒、腰膝冷痛、腰以下浮肿为甚、精神委靡等症状。久之阳虚无以化生阴液,则导致阴液亏虚,常伴有烦躁升火,形体消瘦,甚则瘦疾等阴虚症状,此即为阳损及阴的阴阳两虚证。

8. 何谓阴阳格拒? 分辨阴盛格阳和阳盛格阴的要点。

答:阴阳格拒,是由于阴或阳一方偏盛至极,阻遏于内,将另一方排斥格拒于外,使阴阳之间不相维系,从而出现真寒假热,或真热假寒复杂的病理变化。因此,阴阳格拒是阴阳失调中比较特殊的一类病机,它包括阴盛格阳和阳盛格阴两方面。

阴盛格阳,又称格阳,是由于阴寒之邪壅盛于内,逼迫阳气浮越于外,致使阴阳之间不相顺接,形成相互排斥格拒的一种病理状态,属于真寒假热证。因为阴寒内盛是疾病的本质,此时出现的面红、烦热、口渴是假热之象。所以虽身烦热但喜盖衣被,口渴但喜热饮,且饮不多,并伴有四肢厥冷、下利清谷、舌淡苔白等一派阴寒盛极之象是鉴别的要点。

阳盛格阴,又称格阴,是由于邪热内盛,深伏于里,阳气被遏,郁闭于内不得外达,形成格拒阴于外的一种病理状态,属于真热假寒证。因为热盛于内是疾病的本质,此时出现的四肢厥冷、脉象沉伏是假寒之象。所以四肢虽厥冷而身热不恶寒,反恶热,脉虽沉伏但有力且数,并常伴有烦渴喜冷饮、口臭、尿赤、大便干结、舌红苔干黄等一派热盛极之象是区别假寒的要点。

阴阳格拒,是疾病发展到寒极或热极的时候,出现与疾病本质相反的一些假性症状,即所说的寒极似热、热极似寒,假象的出现,标志着病情的危重,如把握不住疾病的本质及病理机转的趋向,往往会造成诊治上的错误。

9. 何谓气血失常?气血失常病机主要包括哪些内容?

答:气血失常,是指气或血的不足和各自生理功能的异常,以及气和血互根互用关系失常的病理状态。可分为气的失常、血的失常,以及气血互根互用功能失调三方面的内容。气的失常,主要有气虚和气机失调两方面。气虚是气的生化不足或耗散太过,而引起功能活动衰退为主的一系列病理变化。气机失调,主要是由于气的升降出入异常而引起的多种病理变化,包括气滞、气逆、气闭、气陷、气脱等气的运动失常。

血的失常,主要有血虚、血瘀、血热3种病理状态。血虚,是血液不足,濡养功能减退的病理状态。血热,是指血分有热,血行加速的病理变化。血瘀,主要指血液运行迟缓或不流畅的病理状态。

气和血互根互用关系失调,包括气滞血瘀、气不摄血、气随血脱、气血两虚和气血不荣经脉五方面的病理变化。

10. 何谓气虚? 简述其形成原因和主要的病理表现。

答:气虚,即指元气耗损,脏腑功能衰减,抗病能力下降的病理状态。多因先天禀赋不足,后天失养,或因肺、脾、肾功能失常,导致气的生成障碍所致。其主要病机和临床表现是:① 卫外的能力不足,则易感冒,容易出汗。② 推动作用减退,则可见精神委靡、倦怠、容易疲乏、四肢无力、眩晕等。③ 气化作用失常,水液代谢障碍,可见痰饮、水肿、尿少等症。血液失于温煦和推动,则易产生瘀血。

11. 简述气滞、气逆、气陷、气闭和气脱的主要病理表现。

答：气滞,即指气机郁滞,气的运行不畅的病理状态。多因情志内伤,或痰湿、食积、瘀血等阻滞所致。其病理表现主要有:① 气滞于某一局部,可见胀满、疼痛,甚则不能平卧等症状。② 气滞可导致水停或血瘀,形成痰饮、瘀血等病理产物,气滞常可影响肺、脾、胃等脏腑,使之功能失调。

气逆,即指气机升降失常,脏腑之气逆行于上的病理状态。多为情志所伤,或饮食寒温不适,或因痰浊阻遏等因素所致。气逆最多见于肺、肝、胃等脏腑。如肺失肃降,肺气上逆则发为咳喘;胃失和降,胃气逆于上,则恶心、呕吐;肝失疏泄,肝气逆于上,则头胀头痛,面红目赤,甚则血随气逆,上窍出血。气逆一般多属实证,但也有因虚致逆者。

气陷,是指气虚无力升举为主要特征的一种病理变化。多因气虚和素体脾胃虚弱所致。脾胃为后天之本,主升清。如脾虚气陷,清气不升,可见气短乏力、食少纳呆、食后腹胀、大便溏泻、内脏下垂等症。

气闭,即指气机郁闭,外出受阻的病理状态。多因邪浊外阻,或因气郁之极所致。气闭的病理反应,主要是气的外出受阻,气机闭塞于内,可见突然昏厥不省人事。

气脱,是指气不内守而外脱所致的病理状态。多因正不胜邪,或正气持续衰弱,或大出血等原因所致。气脱必将导致全身气的功能衰竭,可见大汗淋漓、二便失禁、身凉肢冷、精神委靡、脉微欲绝等症。因此,气脱是各种虚脱病变的主要病机。

12. 血虚、血瘀、血热是如何形成的?

答:血虚病机是指因血液化生不足,或失血过多不能及时补充,或久病不愈,营血暗耗等导致血液不足,濡养功能减退的病理状态。血虚病机主要表现为全身或局部的失养及功能活动衰退等。可见面色不华,唇甲色淡,双目干涩,手足麻木,心悸怔忡,可见神志活动异常引起的失眠、多梦等症。

血瘀病机是指气滞、气虚、血寒等原因,影响到血液运行,出现流行不畅的病理状态。血瘀病机主要表现为血行不畅,血瘀也会加重气机的阻滞。所以,血瘀阻滞于脏腑经络或某一局部时,常可见到疼痛有定处、刺痛、夜间加重等症状,甚则可形成肿块,又可伴见肌肤甲错,唇舌紫暗等症状。

血热病机的形成,多由邪热入血,或五志过极化火等原因所致。血热病机的主要反应是热使血液流行加速,灼伤脉络迫血妄行,又可煎熬血和津液,主要表现为热象,以及耗血、动血之症。

13. 简述气滞血瘀、气不摄血、气随血脱的病机。

答：气滞血瘀,是因气的运行不畅,导致血液运行障碍的病理状态。多因情志抑郁,气机不畅,或闪挫外伤等因素所致。由于肝的疏泄作用在调畅气机中起着关键作用,情志不遂又最易使肝的疏泄失常,导致气机阻滞,形成血瘀。由此,气滞血瘀与肝的功能异常相关性大,并以胀满疼痛、瘀斑或积聚癥瘕为其临床表现特点。另外,心的病变,多先发生血瘀,后导致气滞。

气不摄血,是指气虚固摄血液功能减弱,血不循经而逸于脉外的病理状态。血液的固摄作用主要靠脾的生理活动。脾虚,统摄作用失常,则血外逸,可见吐血、衄血、崩漏等症。临床中,气不摄血之出血,多伴有气虚的症状表现。

气随血脱,是指在大出血的同时,气也随之而脱失的病理状态。多因外伤出血,或妇女崩中等原因所致。血能载气,血脱则气亦随之而脱,或形成气血两脱之证,常可见到四肢厥冷、大汗淋漓、面色苍白、脉微欲绝等。

14. 何谓津液不足? 其病理机转及病理反应如何?

答：津液不足,是指津液在数量上亏少,导致脏腑、孔窍、皮毛等失其濡润滋养的病理状态。多因感受燥热之邪,或五志化火,或过汗、过下、过吐等耗伤津液所致。

由于津和液在性状、分布部位、生理功能方面均有所不同,因而津与液的不足在病机和临床表现方面都存在着差异。津较清稀,能润泽脏腑、皮毛、孔窍,故津亏,滋润作用减退,见口渴,引饮,皮肤干燥,甚则目陷、转筋。液较稠厚,能充养骨髓,滑利关节,濡养脏腑;液亏,则见到舌光无苔,形瘦肉脱,肌肤毛发枯槁,甚则肉瞤等。

伤津和脱液,在病理上也互相影响。一般说来,津伤乃伤阴脱液之渐;液脱乃津液干涸之甚。

15. 试述津液输布、排泄障碍的病机及其病理反应。

答:津液的输布障碍,是指津液在体内环流迟缓,或滞留于某一局部的病理变化。其形成原因,多因肺、脾、肝、三焦等脏腑功能失调所致,其中尤以脾的运化功能失调最为重要。其病机特点是津液输布迟缓,或留滞局部,津液不化,水湿内生,酿成痰饮,或胀满水肿。

津液的排泄障碍,主要是指津液化为汗和尿的功能减退,导致水液潴留的病理状态。其形成原因,多因肺、肾功能失常所致。其中以肾的功能障碍最为重要。主要是肺的宣发肃降功能失常,上窍不通,水道不利,汗液排泄障碍,尿液无源化生,致使津液内停,则尿少水肿。肾的蒸腾气化失常,尿的生成、排泄障碍,水湿泛滥,发为水肿。

16. 何谓津停气阻、气随液脱、津枯血燥和津亏血瘀? 有何病理表现?

答:津停气阻:是指津液代谢障碍,水湿痰饮潴留而导致气机阻滞的病理状态。由于津液停聚的原因和部位不同,其病理表现也不相同。如水饮阻肺,肺失宣降,则胸闷咳喘,不能平卧;水气凌心,阻遏心阳,可见心悸;水饮停滞于中焦,阻遏脾胃气机,使清阳不升,浊阴不降,可见头昏困倦、脘腹胀满等症。

气随液脱:是指津液丢失太过,气失其依附而随津外泄的病理状态。多因高热伤津,或大汗伤津脱液所致,可见四肢厥冷、精神委顿、脉微欲绝等症。

津枯血燥:主要是指津液亏乏枯竭,导致血燥虚热内生或血燥生风的病理状态。多因高热伤津,失血液脱,或阴虚痨热津液暗耗所致,可见心烦、鼻干、五心烦热、皮肤干燥,或皮肤瘙痒等症状。

津亏血瘀:主要是指津液耗损,导致血行郁滞不畅的病理状态。多因高热、吐泻,或大汗等因素所致。津液亏损,血液化生不足,脉失濡润血行滞涩不畅,发生血瘀之变。可见口咽干燥、大便干结、舌质绛紫,或有瘀斑等。

【选择题举例】

1. 与疾病的发生关系最密切的是：
   A. 体质强弱　　B. 六淫性质　　C. 正气与邪气
   D. 居住环境　　E. 饮食情志

【答案】C。

【答题要点分析】中医学认为，疾病的发生和变化，虽然错综复杂，但总其大要，不外乎关系到正气和邪气两方面。正气是疾病发生的内在根据，邪气是疾病发生的重要条件。故应选 C。

2. 下列选项中，与"邪之所凑，其气必虚"主要相关的是：
   A. 邪气伤人，必伤人体的正气
   B. 邪气是发病的重要条件
   C. 正气不足，邪气易侵犯人体
   D. 正气不足是发病的条件
   E. 邪气是发病的关键

【答案】C。

【答题要点分析】中医发病学很重视人体的正气，认为正气旺盛，气血充盈，卫外固密，病邪难以入侵，疾病无从发生。只有在人体正气不足，卫外不固，抗邪无力的情况下，邪气方能乘虚而入，导致疾病的发生。换句话说，就是邪气之所以能够侵入，是因为机体正气不足所致。故本题应选 C。

第二节　内生"五邪"病机

【重点提示】

所谓内生"五邪"，并非是指致病邪气，而是在疾病过程中由于脏腑气血阴阳的功能失调所产生的 5 种病理状态，即是中医临床上所常见的内风、内寒、内湿、内燥、内火等证之病理机转。中医病因学，把风、寒、暑、湿、燥、火等六淫作为外感疾病的致病因素，主要是根据自然界 6 种气候异常变化对人体的致病影响及机体的反应状态而言。此为邪从外来，故属于病因学范围。

中医学在认识和总结内生"五邪"病理变化时，同样也是把若干自然现象与疾病的临床表现联系起来，借以说明复杂的病理反应。所谓风气内动，主要是肝脏阳气亢逆变动所形成的一种病理状态。其病理表现多见动摇、抽搐、震颤、眩晕等症；所谓寒从中生，是指机体阳气虚衰，温煦气化功能不足，脏腑功能减退，因而造成生理功能活动抑制或衰退，或阴寒之邪弥漫的病理状态。其病理反映是既可见虚寒性证候，又可见阴寒性病理产物积聚，从而导致水湿、痰饮等疾患；所谓湿浊内生，是指脾的运化功能和输布津液功能减退或障碍，导致体内水谷津液代谢失调,从而引起水湿痰浊蓄积停滞的病理状态。其病理反应,即为内湿证候,亦因其湿滞部位不同而异;所谓津伤化燥,是指机体津液不足,人体各部组织器官和孔窍失其濡润,从而产生干燥枯涩之病理状态。其病理表现,即为内燥证候;所谓火热内生,是指机体阳盛有余,功能亢奋,或邪郁化火,或五志过极化火,或阴虚火旺之病理状态。且由于火热郁结的部位不同,故其病理反应可表现为多种实火或虚火证候。

为区别病因学上的概念,故中医病机学称之为"内风"或"风气内动";如化寒、生湿、化燥、化火等,也相应地称之为"内寒""内湿""内燥""内火"。因此,所谓内生"五邪",并不是致病因素,而是由于气血津液及脏腑等生理功能失调所引起的类似风、寒、湿、燥、火等外邪致病的综合性病机变化。

【释难解疑】

1. 内生"五邪"与外感六淫的区别。

外感六淫邪气与内生五邪的根本区别在于发病机制的不同。六淫邪气是对外感病的一类致病因素的总称。在发病途径上,多是从肌表皮毛或口鼻侵犯机体,具有自外向内发展的趋势。即使外邪直中入里,也称之为"外感病"。因此,六淫邪气是外感病的主要致病因素,故称之为"外感六淫邪气",属于中医病因学的范畴。

内生五邪,是由于机体脏腑或气血津液的功能失调所产生的一系列病理变化,其临床表现虽与外感六淫中的风、寒、暑、湿、燥、火邪气在致病特点和证候的表现上,有相似之处,但其证候发生的原因,不是来自体外的邪气,而是由于体内脏腑气血阴阳失调所引起,其病变发起的部位在内,故称之为"内生五邪",即内风、内寒、内湿、内火、内燥。所以内生五邪不是病因,而是因脏腑气血功能失调所产生的5种病理变化(或称病理反映)。所以,内生五邪属于中医病机学的范畴。

2. **内寒与外寒的联系与区别。**

外寒与内寒既有区别又有联系。外寒是感受外来寒邪而发病,虽然也有寒邪损伤阳气的病理改变,但临床表现以寒为主,虚象并不明显。内寒因阳虚所致,是以阳虚为主,兼见寒象。而两者之间又存在着内在的联系,寒邪侵犯人体,必然损伤阳气,甚者可导致体内阳气的亏虚;而阳气素亏之体,抗御外寒的能力低下,则又容易招致外来寒邪的侵害。

3. **内湿和外湿的形成与脾的关系。**

内湿病变的形成,多因素体阳虚痰湿过盛,或因恣食生冷,过食肥甘,内伤脾胃,致使脾气虚损或脾阳不振,失其健运之职,津液的输布代谢发生障碍所致。水液不化,则聚而成湿,停而为痰,留而为饮,或积而成水。因此,脾的运化失职是湿浊内困产生的关键。

外湿指的是外感湿邪。以湿邪伤于肌表身半以下多见,常常兼有发热、恶寒等外感症状;内湿是由脾、肺、肾等脏腑功能失调,导致水液代谢失常所致,以脾气虚损或脾阳不振,水湿内停最为关键。外湿与内湿常相互影响,外湿侵犯人体,最易损伤脾阳,脾失健运,可导致内湿的产生;反之,若脾虚水湿内停,对外湿的运化功能减弱,每易招致外湿入侵而发病。

4. 何谓风气内动? 风气内动包括哪些病理类型? 主要病机及表现如何?

风气内动,即"内风",是机体阳气亢逆变动而形成的一种病理状态。风气内动主要有肝阳化风、热极生风、阴虚风动、血虚生风、血燥生风等。

(1) 热极生风:热极生风,是指由于邪热炽盛,燔灼肝经,竭津耗血,致使筋脉失于濡养,导致肝风内动的病理变化。在高热不退的基础上,出现痉厥、四肢抽搐、目睛斜视、鼻翼煽动、颈项强直、角弓反张、神昏谵语等症。

(2) 肝阳化风:肝阳化风,是指由于肝肾阴亏,水不涵木,阴不制阳,导致肝之阳气升动无制,亢而化风的一种病理变化。可见筋惕肉𥆧、肢麻震颤、眩晕欲仆或卒然仆倒、口眼斜或发为半身不遂等症。

（3）阴虚生风：阴虚生风，是指由于机体阴液枯竭，无以濡养筋脉，筋脉失养而致虚风内动的病理变化。临床可在潮热、盗汗、颧红、口干咽燥等阴虚内热基础上，出现筋挛肉瞤、手足蠕动等动风之症。

（4）血虚生风：血虚生风，是指由于血液虚亏，以致肝血不足，筋脉失养所产生的虚风内动病理变化。在眩晕眼花、唇淡面白、肢体麻木等血虚证基础上，出现筋肉跳动、手足拘挛不伸等动风之症。

（5）血燥生风：血燥生风，是指由于津枯血少，经脉气血失于和调，肌肤失于濡养，化燥为风的病理变化。临床可见皮肤干燥或肌肤甲错，并有皮肤瘙痒或落皮屑等表现。

【词句记忆】

1. 人身六气为病，有自生者，有与天之六气相感应而生者。

2. 诸暴强直，皆属于风。

3. 诸风掉眩，皆属于肝。

4. 诸寒收引，皆属于肾。

5. 气有余便是火。

6. 诸逆冲上，皆属于火。

7. 诸痉项强，皆属于湿。

8. 诸病水液，澄澈清冷，皆属于寒。

9. 诸呕吐酸，暴注下迫，皆属于热。

10. 诸热瞀瘛，皆属于火。

11. 诸涩枯涸，干劲皴揭，皆属于燥。

12. 诸躁狂越，皆属于火。

【思考题】

1. 何谓内生"五邪"？内生"五邪"与外感六淫有何不同？

2. 何谓风气内动？其病理机转和病理反应如何？

3. 何谓寒从中生？其病理机转和病理反应如何？

4. 何谓湿浊内生？其病理机转和病理反应如何？

5. 何谓津伤化燥？其病理机转和病理反应如何？

6. 何谓火热内生？其病理机转和病理反应如何？

【问题解答】

1. 何谓寒从中生？其成因、主要病机及临床表现如何？

答：寒从中生，是指机体阳气虚衰，温煦气化功能减退，虚寒内生或阴寒之邪弥漫的病理状态。其成因，多因先天不足，后天失养，损伤脾肾之阳所致。其主要病机为：① 阳虚则阴盛，阴盛则寒。阳热不足、温煦失职，虚寒内生，致使血脉收缩，血行迟缓，临床中可见到形寒肢冷、面色苍白、筋脉拘挛、肢节痹痛等症。② 阳气虚衰，气化功能减退，阳不化阴，蒸化无权，津液不能化气，代谢障碍，致使水液代谢病理产物在体内积聚或停滞，形成水湿、痰饮。临床常见涕唾痰涎稀薄清冷量多，或大便泄泻，或水肿等症。③ 寒从中生与脾肾的阳气虚损不足有着密切的联系，其中尤以肾阳虚衰最为关键。肾主先天，为一身阳气之根本，脾主后天，为气血生化之源，脾肾两脏阳气的盛衰，对机体的功能状态，脏腑组织的功能活动均起着重要的影响。若先天不足，肾阳虚弱，各种功能活动偏低，御寒能力不足，易于形成寒从中生的病理变化。

2. 何谓湿浊内生？其成因、主要病机及临床表现如何？

答：湿浊内生，主要是指脾主运化水湿的功能障碍，从而引起水湿痰浊蓄积停滞的病理状态。其成因，多因嗜食生冷，过食肥甘，损伤脾胃，或素体肥胖，痰湿过盛所致。脾主运化水湿，脾的运化失职，水湿不运，是导致湿浊内生的关键。脾的运化有赖于肾阳的温煦和气化的资助。所以，湿浊内生不仅是因脾阳虚，津液不化而形成的病理产物，而且与肾相关。湿浊内生病机，主要是水液不化,聚而成湿,停而为痰,留而为饮,积而成水,阻遏气机。临床表现常随湿阻部位不同而有异,如湿阻经脉之间,症见头闷重如裹,肢体重着或屈伸不利;湿犯上焦,则胸闷咳嗽;湿阻中焦,则脘腹胀满,食欲不振;湿滞下焦,则腹胀便溏,小便不利;湿泛溢皮肤肌腠,则发为水肿。由于脾主运化水湿,所以湿阻中焦,脾虚湿困,为湿浊内生最为常见之证。又因湿为阴邪,易伤脾阳,久之必损及肾阳,肾阳虚损则会加重水湿的内停,从而导致阳虚湿盛的病证。

3. 何谓津伤化燥?其成因、主要病机及病理反应如何?

答:津伤化燥,是指机体津液不足,人体各组织器官和孔窍失其濡润,致使出现干燥枯涩的病理状态。其主要成因,多为久病耗伤阴液,或汗、吐、下太过,或亡血失精,或热邪伤阴等所致。其主要病机是:① 津液亏少,不足以内溉脏腑,外润腠理孔窍,导致机体干燥不润,枯涩,以及伴有阴虚内热的病理变化。临床多见有津液枯涸的阴虚内热之证。如肌肤干燥不泽、脱屑甚则皲裂、唇焦口燥咽干、舌红无津等。② 内燥以肺、胃、大肠为多见。肺燥则干咳无痰,甚则咯血;胃燥则舌光红无苔,饥不欲食;肠燥则见大便秘结,小便短赤等症。

4. 何谓火热内生？其成因、主要病机及临床表现如何？

答：火热内生，是指阳盛有余，或阴虚阳亢，或病邪郁结，气血郁滞而产生的火热内扰，功能亢奋的病理状态。其形成原因，多为阳气过盛，或邪郁不解，或五志过极，或阴虚阳亢等所致。其主要病机和临床表现是：① 阳气过盛，功能亢奋，伤阴耗液，化生火热病变，此即称为"壮火"。② 邪郁不解，郁而化火。包括外感六淫邪气，或病理性代谢产物，如痰湿、瘀血、食积等原因，导致机体阳气郁滞，气郁生热化火，实热内结，则形成火热病症。③ 五志过极，气机郁结，气郁久则从阳化热，形成火热内生病证。④ 阴液大伤，精血亏少，阴虚阳亢，虚火内生。阴虚内热多见全身性虚热之象，如颧红、五心烦热、失眠盗汗、消瘦等。阴虚火旺则多偏于机体某一局部，如牙龈肿痛、咽痛、口臭唇燥等。

【选择题举例】

1. 所谓"寒从中生"指的是：

A. 外感寒邪，影响脏腑功能

B. 寒邪直中脏腑

C. 阳气虚、温煦功能减退

D. 恣食生冷，内脏受寒

E. 寒邪从肌表而入,渐侵脏腑

【答案】C

【答题要点分析】"寒从中生"属内生五邪之一,是由于机体阳气虚损,温煦功能减退所致,故应选C。

2. 下列选项中,不属于"内生五邪"的是:

A. 风气内动　　B. 寒邪直中　　C. 湿浊内生

D. 津伤化燥　　E. 火热内生

【答案】B

【答题要点分析】所谓"内生五邪"是指由于气血津液和脏腑等生理功能异常,而产生的类似风、寒、湿、燥、火六淫外邪致病的病理现象,包括风气内动、寒从中生、湿浊内生、津伤化燥和火热内生5种。而"寒邪直中"属外感六淫之寒邪直接伤及脏腑的病证,故应选B。

3. 下列选项中,与"寒从中生"病机形成关系最密切的脏腑是:

A. 心、肺　　B. 心、肾　　　C. 脾、肾

D. 肝、肾　　E. 心、脾

【答案】C

【答题要点分析】寒从中生,又称"内寒",是指阳气不足,温煦功能减退的病理状态。脾为后天之本,脾阳能达于四肢、肌肉;肾为全身阳气的根本,能温煦全身各脏腑组织器官。故寒从中生主要与脾肾两脏功能失

调有关。故应选择 C。

4. 最容易发生内燥病变的脏腑是：

A. 肺、胃、三焦　　　　　B. 胃、肾、三熊

C. 肝、胃、大肠　　　　　D. 肺、胃、大肠

E. 肺、脾、肾

【答案】D

【答题要点分析】内燥，即津伤化燥，是指津液不足，脏腑器官孔窍失其濡润的病理状态。内燥病变可发生于任何脏腑组织，但以肺、胃、大肠为多见，肺居五脏之高位，称之为娇脏，肺燥失润，则干咳少痰或痰黏。胃主受纳腐熟，喜润恶燥，胃燥则消化异常。大肠主津，传导变化粪便。大肠液亏，则便秘等。故应选 D。

━━━━━━━ **第三节　脏腑病机** ━━━━━━━

【重点提示】

脏腑病机，是中医病机学的重要组成部分。是指疾病在其发生、发展和变化过程中，脏腑正常生理功能活动产生失调的内在机制，主要包括五脏的阴阳、气血失调，六腑的阴阳、气血失调，奇恒之腑的功能失调及脏腑病机的相互影响等方面。

【释难解疑】

有关以心为例,理解脏腑阴阳、气血失调病机形成的特点。

心为"君主之官",为"五脏六腑之大主"。主要生理功能是主血脉和主神志,这是心阴、心阳和心气、心血协同作用的结果。因此,心的任何病变,均可见到心主血脉的异常和精神情志改变等病理表现,其病理基础是心之阴、阳、气、血失调所致。

(1) 心的阳气偏盛:心的阳气偏盛,即是心火。由邪热、痰火内郁、情志所伤而致,多为实;由心劳过度,耗伤心阴心血,而致心的阳气相对亢盛者则多为虚。但虚实之间又可转化。心的阳气偏盛的病机及临床表现:① 躁扰心神:阳气主升、主动,心阳亢盛,则神明被扰,从而使情志过于兴奋,可见心烦、失眠、多梦、躁动不安、甚则狂言昏乱等症状。② 血热而脉流迫疾:阳盛则热,阳气亢盛则血热而脉流迫疾,导致心主血脉功能紊乱,可见心悸、脉数、舌红绛起刺等症状,甚则血热妄行,灼伤血络可见出血。③ 心火上炎或下移:火性炎上,心开窍于舌,心火循经上炎,可见口舌糜烂,舌尖碎痛等症状。心与小肠相表里,心火下移,可见小便黄赤、灼热、疼痛,甚则血尿。

(2) 心的阳气偏衰:即指心气虚和心阳虚。心阳虚常是在心气虚之基础上进一步发展的结果,故两者有许多共同之处。心的阳气偏衰,多由于久病耗损,素体阳虚,寒、湿、痰饮等邪气阻滞等所致。其病机和临床表现可见于以下几方面:① 心神不足:阳虚,鼓动和振奋作用下降,以致精神意识、思维活动减弱,可见精神淡漠、神疲易倦、精神委顿、迷蒙多睡等症状。② 血脉寒滞:血得温则行,得寒则凝。心之阳气不足,血脉凝滞,运行不畅,甚则心血瘀阻,可见心悸、怔仲、心胸憋闷、刺痛以及面色晦暗等。如心阳暴脱,可见心胸部暴痛、冷汗淋漓、面色苍白灰暗、脉细促无力等症。③ 阳虚则寒,可见形寒肢冷等。④ 心阳虚可影响及肺、肾等脏。如导致肺的功能异常,在心阳气不足时,常同时伴有呼吸功能的异常,出现咳逆上气,甚则端坐不能平卧等症。心阳虚不能下济肾阳以温肾水,水寒不化,可见尿少、水肿等症状。

(3)心阴不足:多由劳心过度,久病耗损,情志内伤,以及心肝火旺,耗伤心阴所致。心阴虚的病机及临床表现有:① 阴不制阳,虚热内生,可见五心烦热、盗汗、颧红、舌红少苔、形体消瘦等症状。② 心阴不足,心神失养,加之心火内扰,阴虚阳浮,可见心神不宁、心烦、虚烦不得眠等症状。③ 阴虚,血脉不充,则心主血脉功能衰减,所见心中悸动不安、脉细数等症状。

(4)心血亏损:多由失血过多,血液生化不足,或情志内伤,耗伤心血所致。其病机和临床表现:① 血虚不能滋养心神,则可见神志衰弱、心悸失眠、精神不振等症。② 血虚不能养心,则心主血脉的功能异常,可见怔忡,心悸,心中空豁感;血脉空虚,可见心细无力;血虚不能上荣于面,则见面色苍白或萎黄,舌质淡白等症。

(5)心血瘀阻:又称心脉痹阻。是指血液运行不畅,痹阻心脉的病理状态。多因素体阳气不足,寒滞血脉,痰浊阻滞,影响血液流行所致。其主要病机和临床表现如下:轻型,血脉痹阻,气血运行不畅,气滞血瘀,可见心胸憋闷、疼痛、心悸、怔忡、面色紫暗等。重型,心阳暴脱,可见心胸彻痛、冷汗淋漓、面色灰白、脉微欲绝等。

【词句记忆】

1. 诸湿肿满,皆属于脾。
2. 诸风掉眩,皆属于肝。
3. 诸寒收引,皆属于肾。
4. 诸痛痒疮,皆属于心。
5. 诸气膹郁,皆属于肺。

【思考题】

1. 女子胞的病机包括哪三方面? 有哪些病理变化及病证反应?

2. 试述心肾、心脾病变的相互影响。

3. 试述肺肾、肺脾、肺与大肠等病变的相互影响。

4. 试述脾肾、肝脾病变的相互影响。

5. 试述肝胃、肝肾、肝胆病变的相互影响。

6. 试述肾与膀胱病变的相互影响。

【问题解答】

1. 试述心血不足、肝血亏损的概念、成因、病机和临床表现。

答：心血不足，多因生血减少，或失血过多，或情志所伤，心血暗耗所致。其主要病机和临床表现是：① 血虚，心神失养，可见神志衰弱，思想难于集中，反应迟钝。② 血虚，心本脏失养，可见心悸、怔忡。③ 心血不足，血脉空虚，则脉细无力。④ 血虚不能上荣于面，则面色不华。

肝血亏损，是指肝血不足，失其濡润作用的病理变化。多因失血过多，久病耗伤，或生血不足所致。其主要病机和临床表现是：① 血虚不能濡养筋脉，可见肢体麻木、筋脉拘挛、屈伸不利等症。② 血虚，清窍失其濡养，则眩晕、目涩。③ 津枯血少化燥生风，可见皮肤瘙痒等症。④ 女子以肝为先天，肝血虚，冲、任两脉空虚，则可见月经量少，甚则经闭等。

2. 试述心阳虚、脾阳虚、肾阳虚的病机。

答：心阳虚、脾阳虚、肾阳虚属于心脾肾等脏腑阳气不足，温煦推动功能减退的病理变化。多因久病耗伤、先天禀赋不足，或阴寒之邪损害所致。且三脏阳虚又可由气虚发展而来，并可互相影响。

三脏阳虚病机和临床表现有相同之点，例如，阳气不足，温煦功能减退，可见阳虚生寒之象，表现为形寒肢冷、舌淡脉迟等。但各脏阳虚病机又有差别。例如，心阳气虚的病机，主要包括：① 阳虚，鼓动和振奋功能不足，心神被抑，可见精神疲乏、委顿等症。② 阳虚则寒，血脉寒凝，甚则心血瘀阻，可见心悸、胸部刺痛等症。③ 心阳不足，影响到肺肾，可致呼吸及水液代谢失常之症状。脾的阳气虚衰病机，主要包括：① 阳虚，温煦、运化功能失职，消化功能更加衰退，可见脘腹冷痛，下利清谷。② 阳虚，温化无权，则聚湿生痰，或发为水肿。肾的阳气虚衰病机，主要包括：① 阳虚，生殖功能减退，命门火衰，则见阳痿、早泄等症。② 阳虚，气化功能不利，水液代谢失常，可见尿少、水肿等症。③ 火衰无以温脾，脾阳亦虚，可见五更泄泻等。

3. 试述肺气失调、脾气失调、肝气失调和肾气失调的概念、病因、病机和主要临床表现。

答：肺气失调，主要包括肺的宣发肃降功能失常和肺气虚损两方面。肺气宣发肃降失常，多因外邪侵袭或痰浊阻肺所致。主要病机和临床表现是：① 肺气不宣，主气司呼吸的功能失常，可见鼻塞、胸闷、咳嗽等症，腠理闭塞则无汗。如肺气虚，宣发无力，则自汗出，易感外邪。② 肺气不降，则吸入之清气不能下行，甚或上逆，可见咳喘；肺气不降，水道失于通调，则水液不能顺利下行排泄，则尿少、水肿。③ 肺气失宣或肺失肃降，日久均可导致肺的气阴两虚。

肺气虚损，多因肺失宣降，久病不愈，或劳伤过度，耗伤肺气所致。其主要病机和临床表现是：① 肺气虚，呼吸功能减弱，可见气短、咳喘无力等症。② 肺虚，宣发肃降失常，津液输布、排泄不利，水津不能气化，从而形成痰饮，或发为水肿等。③ 肺气虚，卫阳虚弱，肌表不固，则自汗出，易患感冒。

脾气失调，以脾气虚为主。多因饮食所伤，或久病，思虑过度所致。主要病机和临床表现是：① 运化无权，不但见到腹胀、便溏、纳少等消化异常的表现，还可见运化水湿功能异常的表现，例如生痰成饮；或水肿等。② 升清功能减退，清气不升，则头目眩晕，内脏位置不能恒定，则下垂，如胃下垂等。③ 脾虚不化精微，气血生化无源，则见全身性的气血虚损。④ 脾虚不能统摄血液，血不循经，则血外逸。

肝气失调，以肝气郁结为主。多因精神刺激，情志不遂所致。主要病机和临床表现是：① 气机郁结，不通则痛，可见胀满疼痛。② 气与痰结，或气血互结，可见肿块，如瘿瘤、梅核气等，在妇女可见乳房结块等。③ 气滞则血瘀，可见痛经，甚或经闭等症。④ 肝气郁结，横逆犯脾害胃，可见嗳气吞酸、痛泻交作等症。

肾气失调，以肾气不固为主。多因年幼精气未充，或房室不节耗伤肾气所致。主要病机和临床表现是：① 肾气不固，失于封藏，肾中精气易于流失，可见遗精、滑泄等；二便失于固摄，则大便滑脱，小便余沥，或二便失禁。② 肾气不固，纳气功能异常，气浮于上，则喘咳。

4. 试述心阴不足、肺阴不足、脾阴不足、肝阴不足、肾阴不足的概念、成因、病机及其主要临床表现。

答：心阴不足，多因劳心过度，或久病耗伤所致。其主要病机和临床表现是：① 阴虚阳亢，虚热内生。可见五心烦热，口干，盗汗。② 阴虚阳浮，躁扰心神。可见神志不宁，心烦失眠。③ 虚热扰动血行。可见心悸、脉数、舌红等症。

肺阴不足，是指肺的阴津亏损，阴虚火旺的病理变化。多因燥热之邪，或五志化火伤阴所致。其主要病机和临床表现是：① 肺燥失润，气机失调，可见咳嗽、痰少，或痰黏难于咳出，口鼻干。② 阴虚生热，虚火灼伤肺络,可见潮热,消瘦,盗汗,咳血。③ 肺阴久虚,金不生水,延及于肾,肾阴亦虚,可见腰膝酸软、遗精等症。

脾阴不足,是指脾的阴液不足,消化异常的病理变化。多由脾气虚,不能运化津液,津液亏虚而成,或因热病津液耗伤所致。主要病机和临床表现是:① 脾气虚,运化功能失职,消化功能异常,可见腹胀、纳少等症。② 津液不足,虚热内生,可见口干舌燥、舌红少苔等症。③ 脾阴不足,胃阴亦亏,失其和降之性,可见干呕、呃逆之症。

肝阴不足,是肝脏阴液亏损,滋润作用减退,阴阳失调的病理状态。多因情志不遂,气郁化火,或因肾阴不足不养肝阴所致。其主要病机和临床表现是:① 肝阴不足,不能上养清窍,则头晕、耳鸣、两目干涩。② 阴虚不制阳,虚火内生,则面部烘热。③ 肝阴亏损,筋脉失养,则手足蠕动。另外,肝阴不足,还可引发肝阳上亢之证。由于肝藏血,肾藏精,精血同源,故肾阴虚可导致肝阴虚,肝肾之阴虚于下,肝之阳气亢于上,形成上盛下虚之证。可见头胀头痛、面红目赤、急躁易怒、腰膝酸软等症。

肾阴亏损,是指肾阴不足,虚热内生的病理变化。多因久病耗伤,五志化火伤阴或房室不节,耗损肾阴所致。主要病机和临床表现是:① 肾阴不足,肾阳失制,阴虚火旺,虚热内生。可见五心烦热、骨蒸潮热、遗精盗汗等。② 肾阴不足,肝阴亦亏,又可形成肝阳上亢的病变。③ 阴液失其滋润作用,则口燥咽干、毛发不荣、大便干、皮肤干燥等。

5. 肝火上炎、肝阳上亢、肝风内动其病机有何不同? 试比较之。

答:肝火上炎、肝阳上亢、肝风内动三证,都属于肝的阴阳、气血失调病机,既有内在联系,又存在区别。

肝火上炎,多因肝郁气滞、郁而化火,或情志所伤、五志化火所致。主要病机和临床表现是:① 肝之阳气升发太过,则头目眩晕,急躁易怒。② 肝火灼伤肺络,则咯血、衄血。③ 气火上逆之极,则为薄厥。④ 郁火内灼,耗伤阴血,则可致阴虚火旺。

肝阳上亢,是指阴虚于下,阳气亢逆于上的病理状态。多由肝阴虚,阴不制阳,或肾阴虚,不能滋养肝阴,肝肾阴虚,肝阳失制而亢逆于上所致。主要病机和临床表现是:① 肝肾之阴虚于下,则腰膝酸软,两足痿弱。② 阳气失制而亢逆于上,可见头胀头痛、眩晕耳鸣、急躁易怒等症。

肝风内动,又称内风,与肝的功能失调有直接关系。多因热极、阴虚、血虚,或阳亢化风。主要病机和临床表现是:① 热邪亢盛燔灼肝经,则热极生风。② 外感热病后期：阴液亏虚，筋脉失养，而虚风内动。③ 血虚不养筋脉，或血不荣络，而引发风证。④ 阴虚不制阳，阳气亢逆而化风。

因此，肝气郁结、肝火上炎、肝阳上亢、肝风内动四证之间有其内在联系，可以互相影响，肝气郁结，郁而化火，形成肝火。肝火内灼，耗伤阴血，又可进一步形成肝阳上亢之证。而肝风内动是肝的阴阳气血失调发展到严重时期的病理变化，与肝阳上亢、肝火上炎、肝气郁结有密切关系。

6. 试述胆的功能失调病机。

答：胆的主要生理功能是贮藏和排泄胆汁，以助饮食物的消化。胆汁的分泌和排泄与肝的疏泄功能密切相关。因此，胆的功能失调，与肝的疏泄失常多互相影响。胆的功能失调多因情志所伤，肝失疏泄，或中焦湿热，熏蒸肝胆，阻遏气机所致。其主要病机和临床表现是：① 胆汁的分泌、排泄障碍，不但会使肝郁气滞加重，引起胁肋疼痛，而且直接影响人体的消化功能。可见腹胀、纳差、厌油腻等症。② 胆汁排泄不循常道，外溢肌肤，形成黄疸，可见皮肤黄染等症。③ 胆经郁热挟痰，扰动心神，还可见心烦、惊悸等症。

7. 简述胃的功能失调病机。

答：胃为"水谷之海"，主受纳饮食物和腐熟水谷，以降为和。因此,胃的功能失调,主要是受纳障碍和腐熟水谷功能的异常,以及胃失和降的病理表现。胃的功能失调可表现为胃气虚、胃阴虚、胃热、胃寒等四个主要方面:

(1) 胃气虚:是指胃的受纳、腐熟和主通降的功能失常,消化功能减弱的病理变化。多因持久地饮食失节,损伤胃气所致。其主要病机和临床表现是:① 受纳和腐熟功能减退,则纳少,饮食乏味,甚则不思饮食。② 胃虚失其和降之性,则胃脘胀满痞闷,嗳气,恶心呕吐。

(2) 胃阴虚:是指胃的阴液不足,消化功能异常的病理变化。多因热病后期,阴液受损,或久病不复,阴液暗耗所致。其主要病机和临床表现是:① 受纳和腐熟功能严重衰退,可见不思饮食,或知饥不食。② 阴亏胃失濡润,和降失职,则胃脘痞闷,干呕呃逆,大便干燥。③ 甚则气阴两伤,胃气衰败,发为口糜。

(3) 胃热:是指胃火炽盛所表现的病理变化。多因邪热犯胃,过食辛辣肥甘,或痰食郁结所致,其主要病机和临床表现是:① 腐熟水谷功能亢盛,则消谷善饥,身体消瘦。② 热伤阴津,则口干引饮,大便秘结。③ 胃火上炎,胃气上逆,则恶心呕吐,或牙龈肿痛。④ 胃热火扰,气机失调,则胃脘灼痛,拒按,热伤胃络,则呕血。

（4）胃寒：是指胃阳不足或过食寒凉所致胃的功能失调的病理变化。多因饮食不节,饥饱失常,过食生冷,或素体阳气虚损所致。其主要病机和临床表现是：① 胃寒腐熟功能减退,饮食不化,或呕吐清水。② 寒凝气滞,血脉瘀阻,则胃脘疼痛,喜温喜暖。胃虚寒则疼痛喜按;寒冷饮食伤胃,则胃脘疼痛拒按。

8. 试述小肠功能失调的病机。

答：小肠是人体消化系统中非常重要的器官,主要生理功能是受盛和化物,泌别清浊。故小肠的功能失调主要表现在受盛、化物和泌别清浊异常等方面。小肠的功能失调病因多由脾胃消化功能异常,或心火移于小肠所致。其主要病机和临床表现是：① 泌别清浊的功能失调,则清浊不分,下注于大肠,可见肠鸣腹痛,或上吐下泻等。② 化物功能失调,则食后腹胀,完谷不化。③ 心经火热循经移于小肠,则小便短赤,或淋痛不畅。

9. 试述膀胱功能失调的病机。

答：膀胱的主要生理功能是贮尿和排尿。膀胱功能失调,主要可见尿液色、量、质的变化,以及排尿感觉的异常。膀胱功能失调多因肾的阳气不足,或湿热邪气内侵所致。其主要病机和临床表现：① 湿热之邪下注膀胱,则尿急、尿痛、尿黄赤混浊,甚则可见血尿等。

② 肾阳虚,气化失司,膀胱开合失调,则排尿异常,或为尿少、水肿,或为尿多清长。③ 如肾虚不能固摄,则遗尿、小便失常。

10. 试述大肠功能失调病机。

答：大肠的主要生理功能是传化糟粕。因此,大肠功能失调主要表现为排便的异常。多因肺胃功能失常,热伤津液或湿热邪气下注大肠所致。其主要病机和临床表现：① 津液受损,肠液枯涸,则大便干结,便秘。② 湿热结于大肠,与气血相搏,可见下痢赤白,里急后重。③ 饮食所伤,或湿热、寒湿下注,则见大便泄泻。④ 肾阳虚衰,固摄失职,大肠传导异常,则见久泻滑脱等症状。

【选择题举例】

1. 下列选项中,不属于胃热病机的是：

A. 胃火上炎,胃气上逆则口臭

B. 胃热气机不畅,则胃脘疼痛

C. 热盛伤津,故口干、大便干

D. 胃热则腐熟功能减退

E. 胃火循经上冲,牙龈肿痛出血

【答案】 D

【答题要点分析】 胃热则腐熟功能亢奋,消谷善饥,身体消瘦,故腐熟功能减退是错误的,应选 D。

2. 下列选项中,不属于肝血亏损病机的是:

A. 阳气亢逆于上,耳鸣头晕

B. 肝血不足,月经量少

C. 血虚不能上荣,两目干涩

D. 血虚筋脉失养,肢体麻木

E. 血虚化燥生风,肌肤瘙痒

【答案】A

【答题要点分析】肝血亏损的主要病机是血虚不能濡养脏腑组织器官而出现多种病证,如本题 B、C、D、E 各条。而阳气亢逆于上,则多在肝肾阴虚、阴不制阳时发生,所以血虚一般不见阳气亢逆之证,故应选 A。

第七章 ○ 防治原则

第一节 预 防

【重点提示】

预防是指采取一定的措施防止疾病的发生和发展。疾病的发生与"正气"和"邪气"关系密切。正气是指人体正常的功能活动和抗病康复能力。邪气是指引起疾病的各种原因。正气不足是疾病发生的根本原因，《黄帝内经》指出"正气存内，邪不可干"和"邪之所凑，其气必虚"。说明人体正气充足，则抗病能力强盛，就不会受到邪气的侵害，或受到邪气侵犯，也能抗邪外出，而不致发病。邪气是引起疾病发生的条件，在特殊情况下，邪气常常会成为疾病发生的决定性因素。所以，预防疾病既要提高正气，增强机体的抗病能力，又要避免邪气的侵害。

【释难解疑】

1. 未病先防的方法与发病原理的关系。

未病先防,即在疾病尚未发生之前,做好各种必要的预防工作,采取综合的预防措施,以防止疾病的发生。疾病的发生与否,取决于正邪两方面。因此,未病先防也必须从正邪两方面着手。

(1)增强体质,提高正气的抗邪能力。主要从四方面提高正气的抗邪能力:① 调摄精神。② 加强锻炼。② 饮食起居有规律。④ 药物预防及人工免疫。

(2)在防止病邪的侵害方面,要着重避免病邪的侵害。

2. 防止疾病传变的原则

防止疾病的发展与传变,主要有两项措施:① 早期诊断,将疾病消除在最初阶段,是防止疾病进一步发展、传变,减少正气损伤的有效防治方法之一。② 既病防变。先安未受邪之地,即根据疾病传变规律,切断传变途径,控制疾病的传变,减少对机体的损害。

【词句记忆】

1. 春夏养阳,秋冬养阴,以从其根。

2. 恬淡虚无,真气从之,精神内守,病安从来。

3. 善养生者,先寝食,后医药。

4. 心静则神安,神安则真气和顺。

5. 流水不腐,户枢不蠹。

6. 房室勿令竭乏。

7. 虚邪贼风,避之有时。

8. 见肝之病,知肝传脾,当先实脾。

9. 上工治未病。

【思考题】

1. 怎样理解精神修养是养生防病的关键?

2. 阐述"流水不腐,户枢不蠹"思想在预防上的积极意义。

3. "既病防变"的主要观点是什么? 试举例说明之。

【问题解答】

何谓"治未病"? 包括哪两方面?

答: 治未病,即在疾病未发生之前,采取一定的措施,防止疾病的发生与发展。

治未病,包括未病先防和既病防变两方面的内容。

(1) 未病先防,即在疾病尚未发生之前,做好各种必要的预防工作,采取综合的预防措施,以防止疾病的发生。疾病的发生与否,取决于正邪两方面。因此,未病先防也必须从正邪两方面着手。

(2)既病防变,是在疾病已经发生的情况下,防止疾病的发展与传变。既病防变主要有两项措施:① 早期诊断。② 防止传变,即根据疾病传变规律,先安未受邪之地。

【选择题举例】

1. 属于未病先防的是:

A. 调摄精神　　B. 不妄作劳　　C. 药物预防

D. 起居有节　　E. 以上均是

【答案】 E

【答题要点分析】 调摄精神,起居有常,不妄作劳和药物预防均属于未病先防,故选 E。

2. 属于"治未病"的是:

A. 调摄精神　　　　B. 先安未受邪之地

C. 早期诊治　　　　D. 起居有节

E. 以上均是

【答案】 E

【答题要点分析】 未病先防与既病防变均为治未病,故选 E。

第二节　治　则

【重点提示】

治则,即治疗疾病的法则。它是针对临床病证总的治疗原则,是用以指导治疗方法的总则。中医学的治则是在整体观念和辨证论治基本精神指导下所制定的,对于临床各科病证的立法、处方及用药,具有普遍的指导意义。

治法,是指治疗疾病的具体方法。它是针对某一具体病证(或某一类型病证)所适用的具体方法,是治则的具体化。因此,任何具体的治疗方法,总是从属于一定的治疗法则的。由于各种病证的本质都是正邪相争,从而表现为阴阳的消长盛衰变化,因此,扶正祛邪即为总的治疗原则,而在此总的治疗原则指导下所采取的益气、滋阴、养血、补阳等方法,就是扶正的具体方法;而发汗、涌吐、攻下、清解等方法,就是祛邪的具体治法。

【释难解疑】

1. 治则、治法、治疗手段的联系与区别。

治则是治疗疾病必须遵循的基本原则。治法是在治则指导下,针对具体证候所制订的具体治疗方法。治疗手段是在治法指导下对病证进行治疗的具体技术、方式和途径,如药物、针灸、按摩等。

治法较具体,灵活多样。但治法总是从属于一定的治疗原则,治则与治法同样体现了根据不同性质的矛盾采用不同的方法去治疗疾病的原则。

2. "标本"之"本"与"治病求本"之"本"的异同。

"标本"之"本":标与本是一个相对的概念,在中医学里主要是说明疾病过程中矛盾双方的主次关系。如从正邪双方来说,正是本,邪是标;从病因与症状来分,病因是本,症状是标;从病变所在部位来说,脏腑是本,外部体表是标;从疾病先后来说,旧病是本,新病是标。总的来说,本代表疾病的本质,是主要矛盾;标代表疾病的现象,是次要矛盾。

"治病求本"之"本":标与本,是临床确定治疗原则的依据。在复杂的疾病中,只有通过对疾病标本的分析,归纳,分清证候矛盾的主次关系,才不会被各种错综复杂的症状所迷惑,才能抓住疾病的本质,为确定治疗的重点和先后次序提供依据,才能有效地指导临床治疗。在治疗疾病时,必须抓住疾病的本质,针对引起疾病的根本原因进行治疗,才能使疾病痊愈。同时,从标与本的关系来看,只有消除了发生疾病的根本原因,标也会随之消失,因此,掌握标本的概念及相互关系,对指导临床辨证论治,有着十分重要的指导意义。

3. **扶正与祛邪的关系及运用**。

所谓扶正,是运用补益的方法,扶助正气,增强体质,提高机体抗病能力的治疗方法。扶正,适用于以正气虚为主要矛盾,邪气已不太盛的各种虚损病证,如精、气、血等虚衰不足的病证。

所谓祛邪,是运用泻实的方法,祛除病邪,适用于邪气实为主要矛盾,正气未虚的各种实证。如外感表证、食滞、瘀血等一类实性病证。

扶正与祛邪是两种完全不同的治疗方法,但两者又是相互为用、相辅相成的。扶正是通过增强机体的功能活动,提高抗病能力,从而又能起到战胜病邪,祛邪外出的治疗作用,即"正复邪自祛"之意。祛邪是为了扶正,通过直接消除致病因素,达到保护人体的正气,促进机体及早恢复健康的作用。此为"邪去正自安"之意。即扶正即可祛邪,祛邪即可扶正。临床中,为了使扶正与祛邪两种治疗方法运用准确、灵活,则首先要认真分清正邪双方的消长盛衰变化,依据正邪双方矛盾斗争中所处的位置,确定扶正与祛邪治疗的主次先后。① 虚证宜扶正,实证宜祛邪。② 应根据邪正盛衰及其在疾病过程中矛盾斗争的地位,决定其运用方式先后与主次。③ 应注意扶正不留(助)邪,祛邪勿伤正。

4. 阴阳互制的补虚方法和阴阳互济的补虚方法。

补虚即补其不足,亦是调整阴阳法则的具体体现,它是用于阴或阳任何一方虚损不足所致的阴虚病证或阳虚病证,以及阴阳两虚病证的治疗方法。对阴或阳的虚损不足必须采用"虚则补之"的方法,以补其不足,方能使阴阳偏衰的病理状态恢复正常。如阳虚不制阴的虚寒证,当用补阳制阴之法,若伤及肾阳,则应补益肾阳,即"益火之源,以消阴翳"。而阴虚不能制阳的虚热证,当用补阴制阳之法,若伤及肾阴,则应补益肾水,即"壮水之主,以制阳光"。同时,在补其不足时,要根据阴阳互根的关系,在补阴时适当配以补阳药,以达阳中求阴。补阳时,适当配以补阴药,以达阴中求阳,方能生化无穷,相得益彰,收到良好的效果。

【词句记忆】

1. 逆者正治,从者反治。
2. 寒者热之,热者寒之,虚则补之,实则泻之。
3. 热因热用,寒因寒用,塞因塞用,通因通用。
4. 正胜邪自去,邪去正自安。
5. 先病而后生中满者治其标。小大不利治其标。
6. 善补阳者,必于阴中求阳,则阳得阴助而生化无穷;善补阴者,必于阳中求阴,则阴得阳升而泉源不竭。

7. 气血俱要,而补气在补血之先;阴阳并需,而养阳在滋阴之上。

8. 益火之源,以消阴翳。

9. 壮水之主,以制阳光。

10. 急则治其标,缓则治其本。

11. 用寒远寒,用凉远凉,用温远温,用热远热。

12. 虚虚实实,补不足,损有余。

13. 其高者因而越之,其下者引而竭之。

14. 凡治病,总宜使邪有出路。

【思考题】

1. 何谓治则? 治则与治法有何不同?

2. 何谓标本? 为什么要治病求本? 急则治其标,缓则治其本是什么意思?

3. 正治与反治的含义是什么? 何谓"寒因寒用""热因热用""塞因塞用""通因通用"?

4. 扶正祛邪包括哪几方面内容? 临床如何运用?

5. 何谓因时、因地、因人制宜? 有何重要的实用意义?

【问题解答】

1. 何谓治则？治则与治法有何不同？中医临床常用的治疗原则有哪些？

答：治则，是用以指导治疗方法的总原则。治法是针对具体病情的治疗方法。任何具体的治疗方法，总是隶属于一定的治疗原则，都是在治疗原则指导下确定的。比如各种疾病从正邪的关系来说，都离不开正邪的盛衰变化。因而，扶正祛邪即是治疗疾病的总原则之一。在此原则指导下所采用的益气、养血，滋阴补阳等，则是扶正的具体方法，而发汗、攻下等，则是祛邪的具体治疗方法。因此，治则是确定治疗方法的依据，治疗方法则是治则的具体化。中医临床常用的治疗原则，包括治病求本、扶正祛邪、调整阴阳、调整脏腑功能、调理气血关系和因时、因地、因人制宜等六方面。

2. 急则治其标，缓则治其本是什么意思？

答：标和本是一个相对的概念，是指事物发生发展中矛盾的主次。标是指疾病的现象、病的次要矛盾，本则是指疾病的本质，病的主要矛盾。

急则治其标，是指标病甚急，病情危重的情况下，必须采取应急措施，先治标，如不治标，可危及患者生命或影响本病的治疗。例如：大出血的患者，出血无论属于何种原因所引起,都应急当止血以治标。待血止后,病情缓和时,再求治其本。

缓则治其本,是对慢性病或急性病恢复期的治疗指导原则。如肺肾阴虚咳嗽患者,肺肾阴虚为本,咳嗽症状为标。治疗应以滋养肺肾之阴为主,而不要直接应用止咳之法去治疗。因为只有滋补肺肾之阴,才能根除咳嗽症状。

3. 正治与反治的含义是什么? 何谓"寒因寒用""热因热用""塞因塞用""通因通用"?

答:正治法,是逆其证候本质而治的一种常用治疗法则,又称逆治法,如寒者热之,热者寒之。反治法,是顺从疾病假象而治的一种治疗方法,又称从治法。

热因热用:即用热性药物治疗具有假热症状的病证。适用于阴寒内盛,格阳于外,反见热象的真寒假热证。

寒因寒用:即用寒性药物治疗具有假寒症状的病证。适用于里热盛极,阳盛格阴,反见寒象的真热假寒证。

塞因塞用:即用补益药治疗具有虚性闭塞不通症状的病证。适用于因虚而闭阻的真虚假实证。

通因通用:即用通利的药物治疗具有实性通泄症状的病证。适用于因实邪阻滞所致的真实假虚证。

4. 简述扶正祛邪的基本概念和内容,以及临床运用。

答:所谓扶正,是运用补益的方法,扶助正气,增强体质,提高机体抗病能力的治疗方法。扶正,适用于以正气虚为主要矛盾,邪气已不太盛的各种虚损病证,如精、气、血等虚衰不足的病证。

所谓祛邪,是运用泻实的方法,祛除病邪,适用于邪气实为主要矛盾,正气未虚的各种实证。如外感表证、食滞、瘀血等一类实性病证。临床中,为了使扶正与祛邪两种治疗方法运用准确、灵活,则首先要认真分清正邪双方的消长盛衰变化,依据正邪双方矛盾斗争中所处的位置,确定扶正与祛邪治疗的主次先后。

一般来说,以正气不足为主,邪气不盛的病证,则采用扶正之法,使正胜而邪祛;以邪气实为主,而正气未虚的病证,则采用祛邪之法,使邪祛正安;对于邪实正虚,正虚已不耐攻伐的病证,则采用先扶正后祛邪之法;对于邪实正虚,但正气尚耐攻伐的病证,则采用先祛邪后扶正之法;对于正虚邪恋,而不能单纯扶正或单纯祛邪的病证,往往采用扶正与祛邪同时并用的方法治疗。

5. 何谓因时、因地、因人制宜? 有何重要的实用意义?

答:因时、因地、因人制宜,是指治疗疾病要根据季节、地区,以及人的体质、性别、年龄等不同情况而制定适宜的治疗方法。

(1)因时制宜:在临床处方用药时,应根据不同的气候特点加以注意。如夏季人体肌腠疏松,虽复感风寒邪气,也不宜过用辛温发散的药物,以防耗伤气阴。冬季人体腠理致密,若非大热之证,当慎用寒凉药物,以防伤阳。

(2)因地制宜:在治疗用药时应根据不同地区的特点而有所变化。例如,同是当用辛温解表剂治疗的外感风寒证,在西北严寒地区,药量则可稍重;而在东南温热地区,药量则宜稍轻,以防发汗太过。

(3)因人制宜:一般来说,体质强壮的青年人能耐受峻猛的药物。而老、幼、体弱之人,则应慎用。妇女经期孕期,不宜用过寒、破血、破气、峻泻之药。阳盛阴虚之体,当慎用温燥之剂。阳虚阴盛之体,当慎用寒凉伤阳药物。同时,又因职业、性格、生活习惯等方面的不同,在临证诊治疾病过程中,都是应该加以认真注意的问题。

【选择题举例】

1."寒者热之"所属的是:

A. 反佐法   B. 正治法   C. 反治法

D. 从治法   E. 扶正法

【答案】B

【答题要点分析】"正治法"是逆其证候性质而治的一种常用治法,主要包括"热者寒之""寒者热之""虚则补之""实则泻之",故本题应选 B。

2. **证见伤食泄泻,所采用的治法是:**

A. 通因通用　　B. 塞因塞用　　C. 缓则治其本

D. 补泻并用　　E. 先祛邪,后扶正

【答案】A

【答题要点分析】伤食泄泻,属于实性泄泻范围,是人体的保护性反应,对于这种泄泻,应因势利导,采用通下之法,将饮食积滞排出体外,故应选 A。

3. **所谓"从治"指的是:**

A. 寒者热之　　B. 实者泻之　　C. 热者寒之

D. 虚者补之　　E. 以上都不是

【答案】E

【答题要点分析】所谓"从治"是顺从疾病假象而治的一种治疗方法,即"反治"法。主要包括"热因热用""寒因寒用""塞因塞用""通因通用"。故以上都不是,应选 E。

4. **扶正祛邪的基本原则是:**

A. 先扶正,后祛邪

B. 先祛邪,后扶正

C. 扶正不留邪,祛邪而不伤正

D. 扶正与祛邪并用

E. 以扶正为主,兼以祛邪

【答案】C

【答题要点分析】扶正祛邪属中医治则之一。扶正多用补法,祛邪多用攻法,扶正常有留邪之弊,攻邪常有伤正之虞,故使用扶正祛邪法的基本原则是扶正不留邪,祛邪而不伤正,故应选 C。